ALIMENTAZIONE SPORTIVA

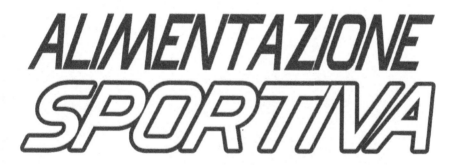

Muscoli Scolpiti e Grasso Corporeo Ridotto per il Massimo Successo Sportivo

ASTHENICS – ANDREA DIOTALLEVI

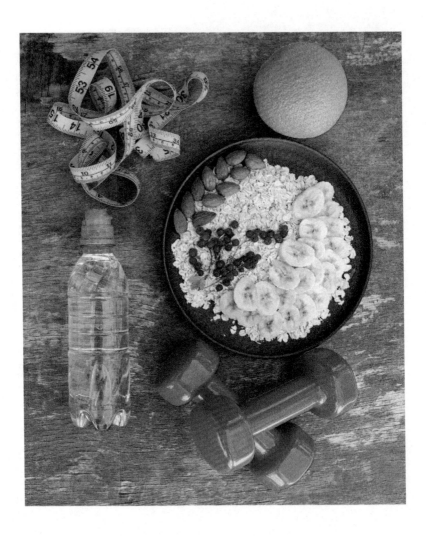

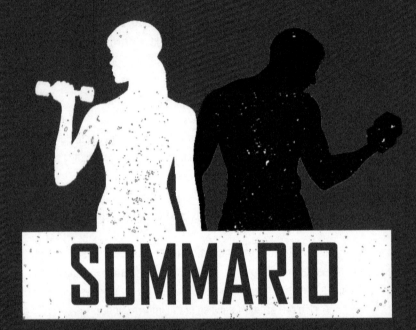

SOMMARIO

INDICE

INTRODUZIONE

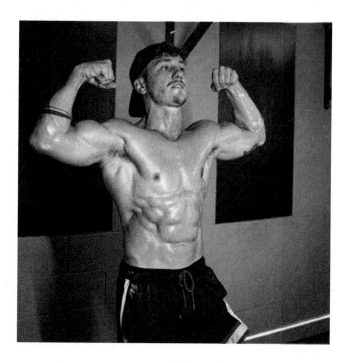

Quando si tratta di allenamento e sport, l'alimentazione è come una chiave magica poiché è fondamentale quanto un buon piano di esercizi. Entrambi sono indispensabili per ottenere il corpo che desideri e per eccellere nell'attività fisica. Se trascuri uno dei due, potresti trovare difficoltà a progredire o addirittura a rimanere fermi. E, peggio ancora, potresti non raggiungere l'aspetto sano e tonico che sogni.

Pensa alla tua dieta come a un carburante speciale per il tuo corpo e anche come all'architetto che costruisce la tua forza, resistenza e muscoli. Una dieta sbagliata può ostacolare i tuoi sforzi, indipendentemente da quanto ti impegni negli allenamenti. Molti atleti vedono i loro sogni di successo sfumare a causa delle scelte alimentari sbagliate. Prima di incolpare l'allenamento per i risultati che non ottieni, dai un'occhiata a ciò che mangi.

Ci sono momenti in cui il problema non è la dieta, ma l'allenamento stesso. Puoi passare ore in palestra o a lezioni di fitness, sudando e sforzandoti, ma senza ottenere i progressi sperati. Allora ti chiedi: perché non sto migliorando? Spesso, la risposta è nella qualità dell'allenamento che fai. Non conta solo quanto tempo passi a sudare, ma come usi quel tempo.

In questa guida, esploreremo come la nutrizione per lo sport e un buon allenamento possano lavorare insieme per darti risultati eccezionali. Discuteremo di come creare una dieta che si adatti alle tue esigenze di atleta, di come migliorare il tuo allenamento per ottenere il massimo beneficio e di come combinare queste due cose importanti. Questo non è una gara, è un viaggio. E come ogni viaggio, inizia con un piccolo passo. Spero che tu sia pronto per questo passo. Benvenuto nel mondo dell'alimentazione sportiva.

LE BASI DELLA NUTRIZIONE SPORTIVA

Affrontare l'alimentazione sportiva potrebbe sembrare una sfida titanica, ma in realtà è molto più semplice di quanto si possa pensare. Essere un atleta o impegnarsi in attività fisiche intense non significa dover seguire una dieta complicata o restrittiva. Nonostante tu abbia bisogno di una maggiore quantità di energia rispetto a una persona media per affrontare le tue giornate, ciò non implica che la tua dieta debba diventare opprimente o difficile da seguire.

Uno dei miti più comuni riguardo all'Alimentazione Sportiva è che bisogna adottare regimi dietetici estremi o fare il conto di ogni singola caloria. Tuttavia, la verità è che la dieta di un atleta non è così diversa da una dieta salutare consigliata dalla maggior parte dei professionisti del settore. Sì, avrai bisogno di consumare più calorie per sostenere il tuo livello di attività, ma la qualità delle calorie è altrettanto importante quanto la quantità.

La tua dieta dovrebbe essere basata su cibi nutrienti, ricchi di vitamine, minerali e sostanze benefiche per il tuo corpo. Gli alimenti integrali, come frutta, verdura, cereali integrali, proteine magre e grassi sani, costituiscono ancora la base di una dieta equilibrata. In effetti, una dieta varia ed equilibrata favorisce non solo le tue prestazioni sportive, ma anche il tuo benessere generale.

Evita l'idea che essere un atleta ti costringa a rinunciare al piacere dei pasti. Puoi ancora goderti il cibo e le tue scelte alimentari preferite. Si tratta di trovare il giusto equilibrio tra il fornire al tuo corpo ciò di cui ha bisogno per sostenere l'attività fisica e il soddisfare i tuoi gusti personali. Mangiare in modo sano e apprezzare il cibo non sono concetti in conflitto; possono coesistere armoniosamente nella tua routine alimentare.

ALIMENTAZIONE SPORTIVA

L'abilità degli atleti nel rifornirsi dai livelli di energia immagazzinati, e quindi nell'utilizzarli per amplificare le contrazioni muscolari, gioca un ruolo cruciale nella loro capacità di affrontare sforzi fisici intensi. Fondamentalmente, la riserva di energia che un atleta possiede è un fattore chiave che determina quanto bene può eseguire le attività fisiche impegnative.

Immagina il corpo dell'atleta come una macchina di potenza che richiede carburante per funzionare al massimo delle sue capacità. Questo carburante proviene principalmente dai nutrienti che vengono consumati attraverso la dieta e immagazzinati sotto forma di carboidrati, grassi e persino proteine. Quando l'atleta si impegna in un'attività fisica intensa, come l'allenamento o la competizione, il corpo estrae questa riserva di energia immagazzinata per alimentare le contrazioni muscolari e supportare il movimento.

Tuttavia, l'energia non è illimitata, ed è qui che la gestione e l'approvvigionamento appropriato di energia diventano fondamentali. Se l'atleta non ha una quantità adeguata di energia immagazzinata disponibile, il corpo non sarà in grado di sostenere le contrazioni muscolari necessarie per il movimento. Di conseguenza, le prestazioni saranno compromesse e l'atleta potrebbe sperimentare sensazioni di stanchezza, debolezza e affaticamento precoce.

Il rischio va oltre la semplice riduzione delle prestazioni: la mancanza di energia può comportare un maggior rischio di lesioni. Quando i muscoli non hanno abbastanza energia per supportare le contrazioni, potrebbe aumentare la probabilità di tensioni muscolari, strappi o altri problemi legati al sovraccarico. Quindi, mantenere una riserva di energia sufficiente è cruciale per una performance ottimale e per la prevenzione di infortuni.

L'Importanza dei Micronutrienti

Anche se i micronutrienti come le vitamine e i minerali non apportano energia direttamente, rivestono un ruolo essenziale nell'organismo. Essi partecipano a una serie di processi metabolici, contribuiscono al sistema immunitario e collaborano alla produzione di energia. Per capire meglio, possiamo esaminare alcuni esempi: Prendiamo il ferro, ad esempio. Anche se non contiene calorie, è fondamentale per la produzione di emoglobina, una molecola che si lega all'ossigeno nei polmoni e lo trasporta ai muscoli e agli organi. Senza una quantità sufficiente di ferro, l'organismo potrebbe avere difficoltà a fornire abbastanza ossigeno ai tessuti, compromettendo così l'efficacia delle prestazioni fisiche e causando una sensazione di stanchezza e affaticamento.

Altro esempio è il potassio, un minerale che non apporta calorie ma svolge un ruolo chiave nel mantenere l'equilibrio dei fluidi nell'organismo. Questo equilibrio è essenziale per il corretto funzionamento dei muscoli, compresi quelli coinvolti nelle attività fisiche. Inoltre, il potassio supporta la trasmissione degli impulsi nervosi e contribuisce a mantenere la pressione sanguigna stabile.

Le vitamine, dall'altro lato, svolgono ruoli diversi ma altrettanto importanti. La vitamina C, ad esempio, supporta il sistema immunitario, contribuendo a prevenire malattie che potrebbero ostacolare il regolare allenamento e le prestazioni. Le vitamine del gruppo B sono coinvolte nella produzione di energia a livello cellulare, aiutando il corpo a scomporre i nutrienti per ottenere carburante da utilizzare durante l'attività fisica.

I MACRONUTRIENTI

I tre macronutrienti: carboidrati, grassi e proteine sono le fonti primarie di energia e carburante per i muscoli.

Carboidrati per la produzione di energia

I carboidrati giocano un ruolo cruciale nell'apportare energia al nostro corpo durante l'esercizio fisico. Questi nutrienti appartengono alla categoria dei macronutrienti e costituiscono la principale fonte di carburante per numerose funzioni vitali, soprattutto per quelle legate all'attività fisica.

I carboidrati, anche noti come glucidi, svolgono un'ampia gamma di compiti essenziali nel nostro organismo, ma il loro ruolo chiave è senza dubbio il contributo alla generazione di energia. Questi nutrienti vengono convertiti in glucosio all'interno del corpo, una forma di zucchero che le cellule utilizzano per produrre energia. Questo aspetto rende i carboidrati un componente fondamentale nell'assunzione nutrizionale, specialmente per chi desidera mantenere livelli di energia elevati durante l'attività fisica.

Per gli atleti coinvolti in discipline di resistenza, come corridori o triatleti, la necessità di carboidrati è ancora più accentuata. In realtà, si stima che questi nutrienti possano fornire fino al 60% dell'energia totale richiesta per le performance di resistenza. Questa considerazione è particolarmente rilevante durante attività prolungate o di alta intensità, quando le riserve di glucosio nell'organismo possono esaurirsi rapidamente. Introdurre una quantità adeguata di carboidrati nella dieta è vitale per preservare queste riserve e supportare al meglio le prestazioni atletiche. Tuttavia, i benefici dei carboidrati non si limitano agli atleti di élite.

Le persone di tutte le età e livelli di fitness possono trarre vantaggio dall'inclusione di carboidrati nella loro alimentazione. Questi nutrienti forniscono energia al cervello e al sistema nervoso centrale, contribuiscono a preservare la massa muscolare e promuovono una digestione sana. Inoltre, una dieta equilibrata con carboidrati complessi può favorire il mantenimento del peso, regolare i livelli di zucchero nel sangue e creare un senso di sazietà.

Quindi, che tu sia un atleta professionista o semplicemente una persona che aspira a uno stile di vita attivo e salutare, l'inclusione di alimenti ricchi di carboidrati nella tua dieta può portare innumerevoli vantaggi per la salute e le prestazioni fisiche. Ricorda solamente di scegliere fonti di carboidrati di alta qualità, come frutta, verdura, legumi e cereali integrali. Unire questi alimenti a una giusta quantità di proteine e grassi ti aiuterà a ottenere una nutrizione completa ed efficace.

Grassi per la produzione di energia

I grassi, spesso demonizzati o oggetto di fraintendimenti, giocano un ruolo cruciale nella nostra salute e benessere generale. Questi macronutrienti, presenti sia nei cibi che mangiamo che nei depositi nel nostro corpo, rappresentano una risorsa fondamentale di energia e svolgono molte altre funzioni essenziali.

I grassi si declinano in diverse tipologie, tra cui trigliceridi, fosfolipidi e steroli. I trigliceridi costituiscono la maggior parte del grasso presente negli alimenti e nel nostro corpo. I fosfolipidi, composti da due acidi grassi, una struttura di glicerolo e un gruppo fosfato, si trovano sia nelle piante che negli animali. Questi svolgono un ruolo essenziale nella costruzione delle membrane cellulari, elementi cruciali per il corretto funzionamento delle cellule. Gli steroli, invece, si differenziano per la presenza di anelli di carbonio anziché catene di carbonio. Il colesterolo è uno sterolo comune e ricopre diversi compiti fisiologici, tra cui la produzione di vitamina D, acidi biliari e ormoni steroidei.

I grassi costituiscono la seconda sostanza più abbondante nel corpo umano, subito dopo l'acqua, e svolgono varie funzioni vitali. Oltre a agire come riserva energetica, il grasso (noto anche come tessuto adiposo) protegge gli organi interni, fungendo da ammortizzatore contro eventuali urti. Inoltre, riveste i nervi, migliorando la conduzione degli impulsi elettrici e contribuendo al funzionamento globale del sistema nervoso. I grassi partecipano anche al trasporto delle vitamine liposolubili (A, D, E, K) nel corpo, assicurandone la disponibilità dove serve.

Tuttavia, come per ogni aspetto, l'equilibrio è essenziale. Benché una certa quantità di grassi sia necessaria per il corretto funzionamento del corpo, un eccesso di tessuto adiposo può comportare problemi di salute quali obesità, malattie cardiache e diabete. Quando assumiamo più calorie di quelle necessarie per sostenere le funzioni basilari e l'attività fisica, queste calorie in eccesso vengono immagazzinate sotto forma di grasso, portando all'aumento di peso e alla percentuale di grasso corporeo. Pertanto, nonostante siano un elemento cruciale della nostra dieta e metabolismo, i grassi vanno consumati con moderazione e proporzionalmente al fabbisogno energetico individuale, al nostro stile di vita e ai nostri obiettivi di salute e fitness personali. Come sempre, la chiave è una dieta bilanciata e varia, che include grassi salutari provenienti da fonti di qualità come olio d'oliva, pesci grassi, noci e semi.

Le proteine

Le proteine costituiscono un elemento fondamentale della nostra alimentazione, svolgendo una vasta gamma di funzioni vitali nel nostro corpo, tra cui la crescita e la riparazione dei tessuti, la produzione di enzimi e ormoni, e la regolazione delle risposte immunitarie. Tuttavia, è importante comprendere che le proteine non sono la fonte principale di energia per il corpo, soprattutto quando si tratta di attività fisica intensa.

Nel mondo del fitness, si parla spesso di frullati proteici, albume d'uovo e carni magre. Questi sono alimenti ricchi di proteine che possono sostenere la costruzione e la riparazione muscolare dopo un allenamento intenso. Tuttavia, c'è un limite a quanto il corpo può convertire le proteine in energia. Quindi, anche se le proteine svolgono un ruolo importante nella sintesi delle proteine muscolari, non dovrebbero essere considerate come la principale fonte di energia durante l'attività fisica.

Per ottimizzare l'apporto proteico nella dieta, è importante trovare un equilibrio. È comune che alcuni atleti esagerino nell'assunzione di proteine, consumandone quantità eccessive, mentre altri possono tendere a ridurne l'apporto. Entrambe queste pratiche possono portare a squilibri nutrizionali e avere un impatto negativo sulle prestazioni atletiche. L'equilibrio tra carboidrati, proteine e grassi è essenziale per garantire un corretto funzionamento del corpo e massimizzare le performance sportive.

È importante riconoscere che le proteine non dovrebbero essere sottovalutate, ma devono essere consumate in modo equilibrato, in base alle proprie esigenze energetiche e sportive. Inoltre, è cruciale selezionare fonti proteiche di alta qualità provenienti sia da fonti animali che vegetali, poiché ciò contribuisce al miglioramento generale della salute e del benessere.

COME MANGIARE PER GLI EVENTI SPORTIVI

La partecipazione agli eventi sportivi richiede un livello di energia e resistenza notevolmente elevato, elementi che possono essere raggiunti attraverso un'attenta combinazione di nutrizione e allenamento. Tuttavia, ciò va al di là della semplice perdita di peso o dell'aumento della massa muscolare; è cruciale nutrire il corpo in modo adeguato per garantire massima efficienza e prestazioni eccezionali. In questo capitolo, esploreremo la strategia alimentare ideale per prepararsi agli eventi sportivi e come ciò possa contribuire al miglioramento delle prestazioni globali.

Una preparazione adeguata per gli eventi sportivi non si basa solamente sull'allenamento fisico.

La nutrizione riveste un ruolo fondamentale nel fornire al corpo le risorse necessarie per affrontare l'attività intensa e prolungata che gli eventi sportivi richiedono. Un piano alimentare ben strutturato può ottimizzare l'energia, migliorare il recupero e supportare il sistema immunitario, garantendo al contempo il mantenimento di una composizione corporea equilibrata.

La chiave di una strategia alimentare efficace è l'equilibrio tra i macronutrienti, ovvero carboidrati, proteine e grassi. I carboidrati sono la fonte principale di energia per attività ad alta intensità e lunga durata, poiché riforniscono rapidamente le riserve di glicogeno muscolare. Le proteine sono essenziali per il recupero e la riparazione muscolare, mentre i grassi forniscono energia di lunga durata e supportano funzioni vitali.

Un altro aspetto importante è l'idratazione. Mantenere un adeguato equilibrio dei fluidi è cruciale per sostenere l'attività fisica e prevenire l'affaticamento. Bere acqua regolarmente e considerare l'uso di bevande elettrolitiche durante l'allenamento e l'evento sportivo è essenziale per mantenere le prestazioni ottimali.

La pianificazione dei pasti è altrettanto cruciale. Assicurarsi di consumare un pasto bilanciato e ricco di carboidrati complessi qualche ora prima dell'evento può fornire una riserva di energia che durerà per tutta la durata dell'attività. Inoltre, considerare l'assunzione di uno spuntino o un integratore energetico durante l'evento stesso può aiutare a mantenere i livelli di glucosio nel sangue e prolungare l'energia disponibile.

Fabbisogno di carboidrati

I carboidrati rappresentano la principale fonte di energia del corpo durante gli eventi sportivi. Quando ti prepari per una competizione, è consigliabile aumentare l'assunzione di carboidrati almeno tre o quattro giorni prima dell'evento. Questo processo, conosciuto come carb-loading o sovraccarico di carboidrati, ti permette di accumulare una riserva di glicogeno, che può essere utilizzata come fonte di energia durante l'evento stesso. Questa pratica è particolarmente rilevante se l'attività fisica si estende per periodi prolungati, come sessioni di allenamento che superano i 90 minuti, poiché il tuo corpo richiederà una maggiore quantità di energia. È importante notare che l'approccio al carb-loading si basa sull'equilibrio. Un eccesso di carboidrati, se non utilizzato attraverso l'attività fisica, può essere immagazzinato come grasso, contribuendo all'aumento del peso corporeo. Dopo un allenamento intenso, è consigliabile reintegrare le riserve di glicogeno muscolare attraverso uno spuntino a base di carboidrati. Questo processo non solo contribuirà al ripristino delle riserve energetiche, ma accelererà anche il processo di recupero. Ricorda che la quantità di carboidrati da consumare dipende dal tipo di attività, dalla durata e dall'intensità dell'evento sportivo. Lavorare con un professionista della nutrizione o un dietista può aiutarti a determinare la giusta quantità di carboidrati da introdurre nella tua dieta in vista dell'evento.

L'obiettivo è trovare un equilibrio tra l'apporto di carboidrati e le esigenze energetiche individuali, così da ottimizzare le prestazioni sportive e garantire il corretto utilizzo dei nutrienti senza compromettere la composizione corporea.

Consumo di proteine

Le proteine svolgono un ruolo vitale nel processo di recupero e nella crescita muscolare durante il periodo di allenamento. Incrementare l'assunzione di proteine garantisce un adeguato apporto di amminoacidi, i mattoni fondamentali per la riparazione e la costruzione dei tessuti muscolari. Come linea guida, si suggerisce un'assunzione di circa 1,7 grammi di proteine per ogni chilogrammo di peso corporeo. Tuttavia, è essenziale comprendere che un eccesso di proteine può mettere sotto pressione i reni, pertanto è preferibile ottenere la maggior parte delle proteine da fonti alimentari naturali. Gli integratori proteici dovrebbero essere considerati solamente come un complemento se non si riesce a raggiungere l'apporto giornaliero necessario attraverso l'alimentazione normale.

Durante l'allenamento, i muscoli subiscono stress e micro-danni. Le proteine forniscono gli amminoacidi che il corpo utilizza per riparare e ricostruire il tessuto muscolare danneggiato. Questo processo di recupero è essenziale per migliorare la forza e la massa muscolare nel tempo. Gli atleti impegnati in attività di resistenza o in allenamenti ad alta intensità potrebbero richiedere un maggiore apporto proteico per soddisfare le esigenze del loro corpo.

È importante fare affidamento su fonti di proteine di alta qualità, come carne magra, pollame, pesce, uova, latticini, legumi, noci e semi. Questi alimenti forniscono una gamma completa di amminoacidi essenziali necessari per supportare la crescita e il recupero muscolare.

L'assunzione di integratori proteici dovrebbe essere valutata con attenzione. Sebbene possano essere utili in certi casi, come in situazioni in cui l'assunzione proteica da cibo è limitata, è preferibile ottenere la maggior parte delle proteine da fonti alimentari naturali. Una dieta ben bilanciata che soddisfi il fabbisogno energetico e includa proteine di alta qualità sarà la base migliore per il recupero e la crescita muscolare ottimali. Come sempre, lavorare con un professionista della nutrizione o un dietista può aiutarti a determinare l'apporto proteico più adatto alle tue esigenze individuali e agli obiettivi di allenamento.

Evitare cibi grassi

Per massimizzare la tua performance durante l'evento sportivo, è consigliabile evitare cibi ad alto contenuto di grassi il giorno stesso dell'evento. Gli alimenti ricchi di grassi richiedono un tempo più lungo per essere digeriti, il che può causare disagio o sensazione di pesantezza durante l'attività fisica. Inoltre, i grassi possono rallentare l'assorbimento dei carboidrati, che sono fondamentali per fornire energia immediata durante l'esercizio.

È importante comprendere che una dieta equilibrata, che includa già la giusta quantità di grassi, è sufficiente per le esigenze del tuo corpo. Non è necessario aumentare l'apporto di grassi il giorno dell'evento. Invece, concentrati su cibi leggeri e facilmente digeribili, che ti forniscano energia senza appesantirti.

L'obiettivo è mantenere il corpo in uno stato ottimale per la performance. Questo significa evitare cibi che possano causare disturbi gastrointestinali o rallentare l'assorbimento dei nutrienti chiave durante l'evento. Scegli alimenti che ti forniscono energia sostenibile e che non mettano in pericolo il tuo benessere durante la competizione.

In definitiva, una dieta ben bilanciata e pensata per le tue esigenze di prestazione è la chiave per ottenere i migliori risultati. Collaborare con un professionista della nutrizione o un dietista può aiutarti a sviluppare una strategia alimentare specifica per il giorno dell'evento, che ti permetta di dare il massimo delle tue capacità senza compromettere il tuo comfort o le tue prestazioni.

Acqua in ogni momento

Sviluppare l'abitudine di bere abbondante acqua è di fondamentale importanza. La disidratazione rappresenta una delle principali preoccupazioni quando si affrontano allenamenti intensi o eventi sportivi impegnativi. La mancanza di adeguata idratazione può portare a crampi muscolari e ad altri problemi di salute.

Mantenere il corpo ben idratato è cruciale per il corretto funzionamento muscolare e l'equilibrio elettrolitico. Se ti alleni per un periodo prolungato o partecipi a un evento sportivo intenso, una bevanda sportiva può essere utile per sostituire gli elettroliti persi durante l'attività fisica. Gli elettroliti, come sodio, potassio e magnesio, sono essenziali per la trasmissione nervosa e la contrazione muscolare, ed è importante mantenere un equilibrio adeguato.

Tuttavia, è importante valutare attentamente le tue esigenze individuali. Non tutti gli allenamenti richiedono l'uso di bevande sportive. Per le attività fisiche di durata più breve o meno intense, l'acqua potrebbe essere sufficiente per mantenere l'idratazione. Per le attività prolungate o ad alta intensità, le bevande sportive possono aiutare a mantenere l'equilibrio elettrolitico. In ogni caso, evitare di esagerare con l'assunzione di bevande sportive, poiché possono contenere zuccheri e calorie aggiunte che potrebbero non essere necessarie.

L'obiettivo principale è mantenere il corpo ben idratato per garantire prestazioni ottimali e prevenire potenziali problemi di salute. Bere acqua regolarmente e in quantità adeguate durante l'allenamento e gli eventi sportivi è fondamentale per il tuo benessere complessivo.

Chiarezza sia mentale che fisica

Nell'ambito dello sport, avere la mente chiara è altrettanto importante quanto la forza fisica o l'abilità atletica. Il yoga può essere un valido alleato per migliorare sia la tua concentrazione mentale che le prestazioni fisiche, fondamentali per eccellere nella tua disciplina sportiva. Inoltre, il yoga ha il potenziale di favorire il rilassamento e un sonno migliore. Quando ti impegni intensamente nell'allenamento, metti il tuo corpo alla prova. Il yoga è in grado di distendere i muscoli affaticati e doloranti, fornendoti la flessibilità extra necessaria per evitare infortuni come stiramenti e strappi muscolari, spesso associati alla pratica sportiva. Inoltre, la meditazione praticata durante una sessione di yoga può offrire considerevoli vantaggi per la tua disciplina sportiva.

Yoga

Molti sport richiedono un notevole equilibrio. Il yoga rappresenta uno dei migliori modi per potenziare la tua stabilità, un vantaggio che si riverserà positivamente anche nella tua disciplina sportiva. Acquisire un maggiore controllo del corpo durante le attività sportive può fare la differenza e ti offrirà un vero valore aggiunto. Gli insegnamenti dello yoga possono contribuire a perfezionare le tue abilità sportive, fornendoti quell'ulteriore controllo che può determinare il confine tra vittoria e sconfitta.

Integrare il yoga nella tua routine comporterà l'adozione di un sistema di esercizi altamente efficace, utile per migliorare ogni aspetto della tua performance atletica. Mediante un allenamento che coinvolge sia il corpo che la mente, potresti superare quegli ostacoli che in passato limitavano le tue prestazioni sportive. Durante la pratica sportiva, è possibile che ti trovi di fronte a blocchi mentali che ne condizionano il successo. Potresti temere di non riuscire a ottenere risultati soddisfacenti o addirittura di perdere l'incontro. Il yoga costituirà un prezioso strumento per superare queste barriere mentali, consentendoti di esprimere appieno le tue potenzialità nell'ambito sportivo che hai scelto.

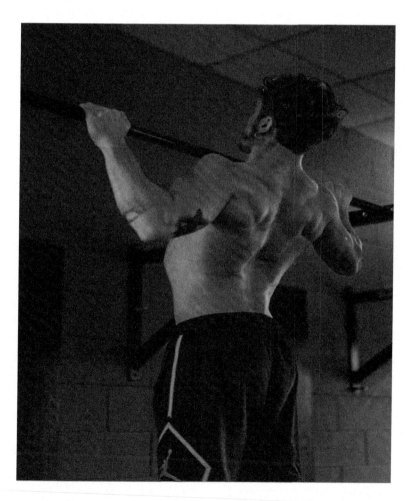

REQUISITI ENERGETICI

L'obiettivo primario di ogni atleta è assicurarsi di avere un livello sufficiente di energia per affrontare le sfide dell'attività fisica. Anche la minima differenza tra l'energia consumata e quella prodotta non solo può influire negativamente sulle prestazioni, ma può anche causare problemi e rischi di infortuni.

È stato dimostrato scientificamente che le performance sportive dipendono dall'apporto nutrizionale e, quindi, variano da individuo a individuo. È improbabile che chi assume meno energia rispetto a quanto raccomandato possa raggiungere i propri traguardi atletici, così come chi ne assume in eccesso. Nell'ottica di migliorare le performance, l'equilibrio nell'apporto energetico è cruciale.

Gli atleti che riescono a raggiungere e mantenere il massimo delle loro potenzialità sono coloro che sanno come fornire in modo ottimale l'energia necessaria per sostenere le attività fisiche. Sono in grado di trasformare l'energia immagazzinata nei loro corpi nel carburante necessario per completare allenamenti intensi. Tuttavia, oltre all'importanza evidente di consumare calorie adeguate per raggiungere gli obiettivi, la quantità di calorie consumate gioca un ruolo fondamentale nella qualità delle prestazioni atletiche.

Come esseri umani, richiediamo energia per l'attività fisica tanto quanto un'auto richiede carburante per spostarsi da un punto all'altro. Questa energia è assunta attraverso le calorie provenienti dagli alimenti, e viene utilizzata per sostenere funzioni vitali come la respirazione e il movimento. Naturalmente, durante l'esercizio fisico, maggiore è la richiesta del corpo di questa energia. Pertanto, è chiaro che gli atleti estremamente attivi necessitano di un apporto calorico superiore rispetto alla persona media.

Userò una semplice formula matematica per spiegarlo nel miglior modo possibile:
Le calorie assunte meno le calorie richieste equivalgono alle calorie nette.

Quando assumiamo più calorie di quelle necessarie, il nostro bilancio calorico risulta positivo, indicando che portano ad un aumento di peso. Al contrario, perdiamo peso quando assumiamo meno calorie di quelle richieste, rendendo il nostro bilancio calorico negativo. Tuttavia, sia un bilancio calorico positivo che negativo possono compromettere il raggiungimento degli obiettivi atletici. Per ottenere performance ottimali, è preferibile che il bilancio calorico di un atleta sia neutro o vicino allo zero, dove le calorie consumate si avvicinano alle calorie necessarie.

Tuttavia, rimane il quesito sull'apporto calorico ideale. Come possiamo determinare quale sia il bilancio calorico ideale per noi? Purtroppo, dato che ciascuno di noi è un individuo unico, non esiste una formula universale che ogni atleta possa seguire per pianificare l'alimentazione.

Diversi fattori influenzano il fabbisogno energetico dell'atleta, come il tipo, l'intensità e la frequenza dell'allenamento, la composizione corporea, gli obiettivi e così via. Come accennato in precedenza, non esiste una singola raccomandazione che possa stabilire se il tuo bilancio calorico sia adeguato o meno. Esistono diverse formule che possono fornire una stima, ma nessuna di esse è una soluzione definitiva. È consigliabile utilizzare vari strumenti per valutare se stai fornendo al tuo corpo la giusta quantità di energia in base al tuo peso, al tuo appetito, alla percentuale di grasso corporeo e alla tua salute generale.

LA MASSA MUSCOLARE E LA DEFINIZIONE

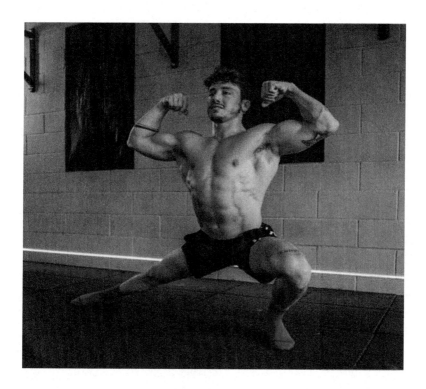

Massa Muscolare

La massa muscolare rappresenta l'insieme del tessuto muscolare attivo all'interno del corpo umano. Questa quantità è variabile e può essere influenzata da diversi fattori, come l'età, il genere, la dieta, l'esercizio fisico e altri elementi del tuo stile di vita. Il tessuto muscolare non è separato, ma è parte integrante di un sistema corporeo complesso che comprende ossa, grasso corporeo, acqua, organi e altri tessuti.

Questo tessuto corporeo unico e vitale ha una serie di funzioni cruciali all'interno del corpo. In primo luogo, la massa muscolare è fondamentale per fornire la forza necessaria per eseguire una vasta gamma di attività fisiche. Dal sollevare pesi, al correre, al saltare o semplicemente compiere le normali attività quotidiane, è il tessuto muscolare che genera la potenza richiesta. Inoltre, la resistenza fisica, ovvero la capacità di sostenere attività fisiche prolungate, dipende in gran parte dalla salute dei muscoli.

In aggiunta, il tessuto muscolare ha un ruolo chiave nella regolazione del metabolismo del corpo. Il metabolismo è il processo attraverso il quale il corpo trasforma i nutrienti in energia. Il tessuto muscolare è metabolicamente attivo, il che significa che brucia calorie anche durante il riposo. Avere una maggiore massa muscolare può contribuire ad aumentare il metabolismo basale, ovvero la quantità di calorie bruciate a riposo.

Un altro aspetto rilevante della massa muscolare è il suo ruolo nel supportare funzioni fisiche essenziali come la postura e il movimento. I muscoli non solo consentono il movimento, ma contribuiscono anche a mantenere una postura corretta, fondamentale per prevenire infortuni e dolori muscoloscheletrici. Ogni movimento che facciamo, dalla seduta alla camminata, dalle attività manuali agli sport, dipende dalla forza e dalla flessibilità dei muscoli.

Come Costruire la Massa Muscolare

L'arte e la scienza della costruzione della massa muscolare vanno oltre il semplice sollevamento pesi e l'aumento dell'apporto calorico. Questo processo richiede una combinazione ben equilibrata di allenamento controresistenza mirato, un regime alimentare strategico, il giusto riposo e, non da ultimo, una dose notevole di determinazione e coerenza.

L'allenamento controresistenza costituisce il fondamento del processo di sviluppo muscolare. Questo tipo di allenamento, che può includere attività come il sollevamento pesi, gli esercizi a corpo libero o l'utilizzo di bande elastiche, mette i muscoli sotto tensione. Tale stress provoca piccole microlesioni nei muscoli.

Anche se potrebbe sembrare controintuitivo, queste lesioni sono in realtà necessarie per favorire la crescita muscolare. Durante il processo di guarigione di queste microlesioni, i muscoli si adattano diventando più grandi e più forti, in un processo chiamato ipertrofia muscolare.

Per massimizzare i risultati dell'allenamento controresistenza, è essenziale variare la routine di allenamento. Introdurre una gamma diversificata di esercizi che coinvolgono vari gruppi muscolari aiuta a prevenire l'adattamento e stimola la continua crescita. Allo stesso tempo, è fondamentale monitorare l'intensità e la durata degli allenamenti. Un allenamento eccessivamente prolungato o intenso può portare a un sovraccarico muscolare e al rischio di infortuni.

Parallelamente all'allenamento controresistenza, una dieta adeguata è cruciale per sostenere il processo di sviluppo muscolare. I muscoli richiedono nutrienti specifici per la riparazione e la crescita. In particolare, le proteine sono elementi fondamentali per la riparazione e la crescita muscolare. Assumere una quantità adeguata di proteine dopo l'allenamento può contribuire a ottimizzare il processo di recupero e crescita.

Le proteine non rappresentano l'unica componente nutrizionale rilevante. I carboidrati sono fondamentali per fornire l'energia necessaria sia per gli allenamenti intensi che per le funzioni vitali del corpo. Senza un adeguato apporto di carboidrati, il corpo potrebbe essere costretto a utilizzare le proteine come fonte di energia, riducendo la disponibilità di proteine per la riparazione e la crescita muscolare. Inoltre, l'assunzione di grassi salutari è importante per la salute generale e il benessere, fornendo energia a lungo termine e sostenendo le funzioni cellulari.

Vale la pena sottolineare che il processo di costruzione muscolare avviene principalmente durante il periodo di riposo. Durante il sonno, il corpo entra in uno stato anabolico in cui avviene gran parte della riparazione e della crescita muscolare. Assicurarsi di ottenere un riposo e un sonno adeguati è quindi tanto vitale quanto l'allenamento e la nutrizione.

Il surplus calorico è senza dubbio un elemento chiave per favorire la crescita e l'ipertrofia muscolare. Associato a uno stimolo allenante adeguato, un surplus calorico fornisce al corpo l'energia necessaria per sintetizzare nuove proteine e promuovere la crescita muscolare. Tuttavia, è cruciale mantenere un'attenzione particolare a una dieta equilibrata e a un bilancio calorico coerente per ottenere i migliori risultati in un programma di allenamento focalizzato sulla crescita muscolare.

Definizione Muscolare

La definizione muscolare, conosciuta anche come "tonicità muscolare" o "muscolatura definita", rappresenta uno stato in cui i muscoli del corpo non solo sono forti e sviluppati, ma sono anche visibili in modo evidente. Questo è l'aspetto che spesso associamo a una forma fisica atletica e in salute. Quando vediamo qualcuno con una buona definizione muscolare, possiamo notare chiaramente i contorni dei muscoli, dando all'aspetto del corpo un aspetto "scolpito" o "modellato".

Anche se sembra che sia principalmente una questione di dimensioni muscolari, la definizione muscolare è influenzata da vari fattori. Anche se avere muscoli più grandi e sviluppati può aiutare a mostrare una buona definizione, ci sono altri elementi da considerare.

Un aspetto cruciale per ottenere una definizione muscolare evidente è la percentuale di grasso corporeo. Il grasso corporeo si trova tra la pelle e i muscoli e, se è presente in quantità considerevole, può nascondere il rilievo dei muscoli, rendendo difficile vedere il loro pieno sviluppo. In questo senso, avere una percentuale di grasso corporeo relativamente bassa è fondamentale per mettere in risalto la definizione muscolare.

Tuttavia, raggiungere e mantenere una percentuale di grasso corporeo bassa non è un compito semplice. Richiede un equilibrio tra l'alimentazione e l'allenamento, oltre a un impegno costante nel tempo. È importante comprendere che la riduzione del grasso corporeo dovrebbe avvenire in modo sano e sostenibile, senza compromettere la salute generale. Ciò significa evitare di seguire diete estreme o programmi di allenamento troppo intensi, che potrebbero danneggiare il corpo a lungo termine. Un altro fattore che influenza la definizione muscolare è una "dieta ipocalorica" significa semplicemente consumare meno calorie rispetto a quelle che il corpo ha bisogno. Questo crea un "deficit calorico", dove il corpo usa le riserve di grasso per compensare la mancanza di energia dalla dieta. L'obiettivo di una dieta ipocalorica durante la definizione muscolare è far perdere grasso corporeo, mantenendo allo stesso tempo la massa muscolare magra.

Inoltre, va sottolineato che non esiste un allenamento specifico per la definizione muscolare, nella quale mentre gioca un ruolo importante la genetica. Alcune persone potrebbero avere una predisposizione genetica per avere muscoli definiti. Tuttavia, ciò non dovrebbe scoraggiare coloro che hanno una genetica meno favorevole. Con impegno, disciplina e un approccio completo che consideri sia l'allenamento che l'alimentazione, la definizione muscolare è un obiettivo realizzabile per molti.

Come Migliorare la Definizione Muscolare

Per molte persone che cercano un corpo tonico, migliorare la definizione muscolare è un obiettivo importante. Tuttavia, raggiungere questo obiettivo richiede un approccio completo che combina diversi elementi chiave.

Innanzitutto, è cruciale costruire e mantenere la massa muscolare, il che si ottiene attraverso l'allenamento controresistenza regolare, come il sollevamento pesi o esercizi a corpo libero. Questo è di fondamentale importanza per mantenere un buon livello di massa muscolare e di forza

Ma l'allenamento controresistenza da solo non basta per ottenere una definizione muscolare chiara. Per far emergere i muscoli, è necessario ridurre il grasso corporeo. Ecco dove entra in gioco l'allenamento cardio, come la corsa o il nuoto. Il cardio brucia calorie e aiuta a ridurre il grasso corporeo.

La dieta è altrettanto importante in questo processo. Mangiare cibi nutrienti e bere abbastanza acqua è essenziale. Per ridurre il grasso corporeo, devi consumare meno calorie di quelle che il corpo brucia. Ma non significa mangiare meno in modo drastico, bensì fare scelte alimentari intelligenti. Assicurati di mangiare abbastanza proteine per aiutare i muscoli a crescere e recuperare.

Ricorda che la perdita di grasso dovrebbe avvenire gradualmente e in modo sostenibile. Perdere peso troppo velocemente può far perdere massa muscolare e non è salutare. Un approccio migliore è perdere non più di 0,5-1 kg a settimana. Così il corpo si adatta e preserva i muscoli.

Il riposo è cruciale. Il corpo ha bisogno di tempo per recuperare dopo l'allenamento. Dormire bene e riposarsi adeguatamente aiuta i muscoli a guarire e crescere.

Infine, sii paziente e costante. Ottenere una definizione muscolare richiede tempo e impegno. Mantenendo una routine di allenamento, mangiando sano e permettendo al corpo di riposare, puoi raggiungere la definizione muscolare che desideri.

FABBISOGNO ENERGETICO E CALORICO GIORNALIERO

Il fabbisogno energetico di una persona, o il numero di calorie di cui ha bisogno ogni giorno, varia in base a diversi fattori, tra cui età, sesso, peso, altezza e livello di attività fisica. Queste calorie sono necessarie per sostenere le funzioni vitali del corpo, come la respirazione e la circolazione del sangue, oltre alle attività quotidiane e all'esercizio fisico.

Le Proteine in Polvere

Le proteine in polvere sono uno degli integratori alimentari più popolari e ampiamente utilizzati nel mondo del fitness e dell'allenamento. In questo capitolo, esploreremo cosa sono le proteine in polvere, come possono essere utilizzate e il loro ruolo nell'integrazione alimentare.

Cosa Sono le Proteine in Polvere?

Le proteine in polvere sono prodotti alimentari costituiti da proteine estratte da diverse fonti, come siero di latte, caseina, soia, uova, canapa e altre fonti vegetali. Queste proteine vengono quindi trasformate in una forma polverizzata che può essere facilmente mischiata con liquidi come acqua, latte o succhi di frutta per creare bevande proteiche.

Utilizzo delle Proteine in Polvere

Le proteine in polvere sono ampiamente utilizzate dagli atleti, dagli appassionati di fitness e da coloro che cercano di raggiungere obiettivi specifici, come la crescita muscolare, il recupero dopo l'allenamento e il dimagrimento. Le proteine in polvere possono essere assunte in vari momenti della giornata per supportare le esigenze proteiche individuali.

Alcuni dei momenti comuni in cui le proteine in polvere vengono assunte includono:
- Dopo l'allenamento: Spesso, le proteine in polvere vengono consumate subito dopo l'allenamento per sostenere il recupero muscolare e promuovere la sintesi proteica.
- Come spuntino proteico: Le proteine in polvere possono essere usate come uno spuntino nutriente per soddisfare l'apporto proteico durante il giorno.
- Prima di dormire: Alcune persone assumono proteine in polvere prima di dormire per fornire un apporto costante di proteine durante la notte e supportare il recupero muscolare.
- Come parte di ricette: Le proteine in polvere possono essere utilizzate per arricchire ricette come frullati, barrette proteiche, pancake e dolci proteici.

Integrazione delle Proteine in Polvere

L'integrazione delle proteine in polvere è consigliata quando vi è una mancanza di proteine nella dieta o quando diventa difficile assumere proteine sufficienti attraverso fonti alimentari convenzionali. Tuttavia, è importante sottolineare che le proteine in polvere non dovrebbero mai sostituire una dieta equilibrata e varia basata su fonti alimentari intere.

Le proteine in polvere servono a integrare l'apporto proteico totale e possono essere particolarmente utili per coloro che hanno bisogni aumentati di proteine, come gli atleti, i bodybuilder e le persone coinvolte in un intenso programma di allenamento. Le proteine in polvere sono una risorsa utile per integrare l'apporto proteico totale, soprattutto quando vi è una mancanza di proteine nella dieta o quando si cercano di raggiungere obiettivi specifici di fitness. Tuttavia, è fondamentale utilizzare le proteine in polvere come parte di una dieta ben bilanciata e non come sostituto delle fonti proteiche alimentari. Prima di utilizzare qualsiasi tipo di integratore, è sempre consigliabile consultarsi con un professionista della salute o un nutrizionista per assicurarsi che si adatti alle proprie esigenze e obiettivi individuali.

METABOLISMO BASALE

Il Metabolismo Basale (BMR) rappresenta l'energia minima necessaria per mantenerci in vita, mentre per le attività quotidiane ci serve più energia.

Di solito, il nostro consumo energetico giornaliero è dato da due parti: il metabolismo basale (circa il 70%) e l'attività fisica. Il metabolismo basale è influenzato principalmente dagli organi interni. Anche se i muscoli costituiscono una parte importante del corpo (25%-30% del peso), contribuiscono solo al 18-20% del BMR.

Quindi, avere più muscoli non aumenta molto il consumo energetico. Ma i muscoli svolgono un ruolo fondamentale nel funzionamento complessivo del corpo grazie alle loro azioni neuro-immuni ed endocrine.

Il metabolismo basale può variare a seconda di fattori come temperatura, stress o alimentazione. L'invecchiamento può portare a un leggero calo del metabolismo, di circa il 2% ogni decennio dopo i 20 anni.

Per calcolare il fabbisogno energetico, si parte dal metabolismo basale (BMR), che è l'energia consumata dal corpo a riposo. Questo costituisce una grande parte delle calorie bruciate ogni giorno. Ci sono diverse formule per calcolare il BMR, ma due delle più comuni sono la formula di Harris-Benedict e quella di Mifflin-St. Jeor.

Formula di Harris-Benedict:
- Per gli uomini: $BMR = 66.5 + (13.75 * \text{peso in kg}) + (5.003 * \text{altezza in cm}) - (6.755 * \text{età in anni})$
- Per le donne: $BMR = 65.51 + (9.563 * \text{peso in kg}) + (1.850 * \text{altezza in cm}) - (4.676 * \text{età in anni})$

Formula di Mifflin-St. Jeor:
- Per gli uomini: $BMR = (10 * \text{peso in kg}) + (6.25 * \text{altezza in cm}) - (5 * \text{età in anni}) + 5$
- Per le donne: $BMR = (10 * \text{peso in kg}) + (6.25 * \text{altezza in cm}) - (5 * \text{età in anni}) - 161$

È importante sottolineare che queste formule forniscono stime approssimative e

possono non essere accurate per tutti, in particolare per le persone molto musco-
lose o molto in sovrappeso.

Livello di Attività Fisica

Il passo successivo nel calcolo del fabbisogno calorico è considerare il livello di attività fisica. Questo è spesso espresso come un fattore che si moltiplica per il BMR,
noto come Physical Activity Level (PAL). Il PAL può variare da 1.2 per una persona
molto sedentaria a 2.5 per un atleta d'élite.

Formula per calcolare il fabbisogno calorico giornaliero:

Fabbisogno calorico = BMR * PAL

Bilancio Energetico e Obiettivi di Peso

Infine, è importante considerare il bilancio energetico nel contesto degli obiettivi di
peso di una persona. Se una persona consuma più calorie di quante ne brucia (un
surplus calorico), aumenterà di peso. Se consuma meno calorie di quante ne brucia
(un deficit calorico), perderà peso. Se il consumo e il dispendio calorico sono uguali,
il peso rimarrà stabile.

Per perdere peso, si raccomanda generalmente un deficit calorico di 500-1000
calorie al giorno, che dovrebbe portare a una perdita di peso di circa 0.5-1 kg a
settimana. Tuttavia, è importante che il consumo calorico non scenda al di sotto del
livello minimo richiesto per le funzioni vitali del corpo, noto come livello di apporto
calorico minimo sicuro, che è di circa 1200 calorie al giorno per le donne e 1500
calorie al giorno per gli uomini.

L'attività fisica e lavorativa genera una spesa energetica indotta pari al 20%-30%
giornaliero, ovviamente, più l'attività è pesante e prolungata, più questa percentuale aumenta. Sono soprattutto i movimenti motori nuovi a comportare un dispendio
energetico maggiore, perché l'organismo non ha ancora innescato dei meccanismi
coordinativi che permettono un risparmio energetico, cosa che, invece, avviene
quando quel gesto lo si ripete da molto tempo.
Un'altra formula per calcolare il dispendio calorico legato all'attività fisica consiste
nel moltiplicare i kg di peso corporeo per i minuti di allenamento e dividere per 10.

Possiamo quindi esprimere la seguente formula:
dispendio calorico legato all'attività fisica = (Kg di peso x minuti di allenamento): 10.
In questo modo un uomo di 80kg, che si allena per 60 minuti, consumerà (80 x 60):
10 = 480 kcal.

Anche questo metodo è empirico e non considera differenze tra i tipi di attività, tuttavia, risulta un buon metodo per stimare i consumi delle attività di fitness. Nonostante negli ultimi anni il concetto di "caloria" sia stato ridimensionato, non significa che essa non abbia valore, l'aumento o la diminuzione di peso dipende da centinaia di fattori e il conteggio calorico è solo uno di questi, ma è fondamentale avere una base da cui partire per stimare il quantitativo energetico assunto e consumato, in modo da mantenerli quanto più possibile in pari. Infatti, se si procede alla cieca e si assumono quantità di cibo a "sensazione", si corre il rischio di commettere errori madornali, anche perché si tende a sottostimare (e di molto) le calorie assunte quotidianamente.
Per rendersene conto è sufficiente compilare un diario alimentare, ovvero scrivere quantità e qualità dei cibi che si assumono. Nei soggetti sani, quando le calorie assunte e quelle consumate sono equivalenti, si mantiene il peso, quando questo valore è positivo, il peso aumenta, quando è negativo diminuisce.
Le cose sono ovviamente molto più complesse e devono tenere conto di una miriade di variabili, specialmente nei soggetti con patologie, ma il calcolo del dispendio energetico giornaliero diventa basilare per impostare qualsiasi piano nutrizionale, ecco perché è importante riuscire a conoscere il reale dispendio energetico di ciascun soggetto, sia sano che malato.

Per conoscere in modo corretto questo valore occorre:
- calcolare il BMR;
- sottrarre il 2% per ogni decade di età dopo i 20 anni;
- aggiungere una quota calorica dal 20% al 40%, a seconda che si svolga un'attività lavorativa leggera (+20%, ad esempio l'impiegato), media (+30%, come l'operaio) o pesante (+40%, come il taglialegna);
- aggiungere le calorie consumate con l'allenamento.

Esprimiamo in formule quanto sin qui scritto, partendo da un caso concreto costituito da un uomo di 30 anni, alto 175cm, con 70kg di peso, che svolga l'attività professionale di impiegato, ipotizzando che si alleni tre volte a settimana, per 60 minuti, con un dispendio energetico giornaliero pari ai seguenti parametri:

- BMR = 66,473 + (13,751 x 70) + (5,0033 x 175) - (6,775 x 30) = 1701 kcal al giorno
- Fattore di correzione legato all'età: -2% = -34 kcal;
- Dispendio calorico legato all'attività lavorativa: +20% = +340 kcal;
- Dispendio calorico legato all'allenamento: (70 x 60): 10 = +420 kcal. Questo valore è bene moltiplicarlo per 3 (gli allenamenti settimanali) e dividerlo per 7 (I giorni della settimana), in modo da stimare quante kcal consuma in media ogni giorno, quindi (420 x 3): 7 = + 180kcal.

Di conseguenza il dispendio energetico giornaliero (DEG) medio del nostro soggetto sarà:
- DEG = 1701 - 34+ 340 + 180 = 2187 kcal (media)

Si può anche fare una differenziazione tra i giorni di allenamento (in cui il DEG. sara maggiore) e i giorni in cui non si allena aggiungendo o sottraendo il dispendio calorico legato all'attività fisica:
- DEG= 1701 - 34+ 340 = 2007 kcal (nei giorni senza attività fisica)
- DEG= 1701 -34 .4- 340 + 420 = 2427 kcal (nei giorni con attività fisica)

Integrando le più autorevoli fonti in ambito alimentare per l'equilibrio psicofisico, si può concludere che una ragionevole ripartizione dei macronutrienti per soggetti adulti sia costituita dal 55%-60% di carboidrati assunti giornalmente.
Il fabbisogno glucidico giornaliero si può estrapolare sommando il fabbisogno degli organi che utilizzano il glucosio come fonte energetica.
Tra questi il sistema nervoso richiede circa 120g di glucosio al giorno, i globuli rossi circa 40g. mentre la ghiandola surrenale, i testicoli, la retina e gli altri organi necessitano di circa 50g in totale.

Sommando questi valori si arriva a un quantitativo di circa 210g-220g di glucosio al giorno (calcolato per un uomo di circa 70kg), ovvero circa 3g per kg di peso corporeo al giorno.
Ovviamente, questo quantitativo andrà arrotondato per eccesso nel caso il soggetto sia attivo (circa 3,5g-5g per kg di peso al giorno, a seconda dell'attività) perché i muscoli in attività utilizzano prevalentemente zuccheri.

Si consiglia di propendere per una suddivisione di 45%-50% per i carboidrati complessi e di 10% circa per quelli semplici, limitando quest'ultimi nella prima parte della giornata e nel momento post allenamento, quando l'organismo avrà consumato le proprie scorte glucidiche.

Le proteine sono necessarie per il 15%-20% della quota calorica giornaliera, infatti, i Livelli di Assunzione di Riferimento per i Nutrienti (LARN) consigliano circa 0,9g per kg di peso corporeo al giorno per gli adulti.

Questi valori sono calcolati in base al turnover proteico che riguarda tutte le strutture corporee composte da proteine (muscoli, sistema immunitario, ormoni, proteine della matrice extracellulare ecc.). Questo valore può essere valido per i sedentari, mentre per i soggetti attivi deve necessariamente essere superiore. Per gli sport di endurance (come runner o ciclisti) può salire a 1,2g-1,4 g per kg di peso al giorno; a 1,5 g/kg al giorno per sport di velocità e fino a 1,7g/kg di peso al giorno per chi esegue allenamenti di forza o ipertrofia, a causa dell'accentuato turnover proteico muscolare.

Per il benessere generale, occorre assumere un quantitativo proteico proporzionato al proprio peso corporeo e all'attività fisica svolta, in modo da mantenere il PRAL a valori negativi o nulli, bilanciando l'aumentato introito proteico con un'adeguata razione di cibi a PRAL negativo (come frutta o verdura).

I lipidi hanno una quota calorica giornaliera pari al 15%-25%, di cui saturi da 7% a 10%, o, monoinsaturi da 15% a 20%; polinsaturi da 7% a 8%, con un rapporto 5:1, mentre i grassi trans devono essere inferiori al 2% della quota calorica giornaliera. I lipidi, oltre alla funzione energetica, hanno una funzione strutturale (costituiscono la membrana cellulare) nonché il nucleo di base per gli ormoni steroidei.

Ipotizzando che il soggetto di cui abbiamo detto sopra, di 70 kg con DEG= 2427 kcal al giorno, esegua allenamenti di ipertrofia possiamo modificare leggermente le proporzioni dei macronutrienti secondo un quantitativo pari al 60% di carboidrati, 20% di proteine e 20% di grassi, perché lo sport eseguito è prevalentemente anaerobico (quindi la quantità di carboidrati verrà leggermente aumentata, col come anche quella proteica vista l'aumentata richiesta indotta da sport come l'allenamento con i pesi), il quantitativo proteico possiamo stimarlo in 1,7g (una media tra le richieste di velocità e forza) per kg di peso corporeo al giorno, quindi: 70 x 1,7 = 120 g di proteine al giorno, corrispondenti a 480 kcal, che corrispondono a circa il 20% del DEG.

Dovendo mantenere i grassi al 20% possiamo stimare il fabbisogno lipidico in 53g al giorno in 480 kcal: 9 kcal/g = 53g. La restante quota, circa 1400 kcal, sara la quota relativa ai carboidrati, che possiamo stimare in 1460 kcal: 4 kcal/g = 365g.

Questa è una ripartizione somministrabile nei giorni in cui ci si allena, quando il DEG è più alto, mentre nei giorni senza allenamento, il DEG= 2007 kcal del soggetto - ipotizzando di mantenere la ripartizione al 60% dei carboidrati, al 20% le proteine, al 20% i grassi - potrà essere suddiviso in 300g di carboidrati, corrispondenti a circa 1200 kcal, 100g proteine quantificabili in 400 kcal e 45 g di grassi, equivalenti a circa 400 kcal.

Queste sono indicazioni di massima che andrebbero sempre personalizzate, in base al soggetto (età, sesso, composizione corporea, stato infiammatorio), modificando il quantitativo proteico e la ripartizione dei macronutrienti in base all'attività fisica e lavorativa svolta dal soggetto.

Il Rapporto Tra Alimentazione E Composizione Corporea Nell'attività Fisica

Alla luce di quanto esposto finora, è opportuno approfondire per rendere questi concetti spendibili sul campo. Qualunque sia il punto di partenza, il soggetto andrà inquadrato attraverso:
- una anamnesi che tenga conto di eventuali problematiche, patologie e disturbi vari;
- una valutazione della circadianità degli assi dello stress e dello stile di vita; 4
- una valutazione del fabbisogno idrico e del DEG;
- una stima di quantità e qualità delle componenti corporee, in modo da orientarsi sull'obiettivo da raggiungere, tenendo conto delle esigenze del soggetto.

Il ritmo ideale comporta un aumento della temperatura corporea e una riduzione di melatonina circolante capace di incidere sul sistema nervoso simpatico (SNS). Tali cambiamenti neuro ormonali generano un buon apporto energetico per l'organismo e questo permetterà lo svolgimento delle varie attività della giornata, con una predominanza del metabolismo glicolitico.

Al crepuscolo inizia una sequenza di meccanismi opposti che portano alla fase notturna di digiuno, permettendo così in questo lasso di tempo la secrezione della leptina e fenomeni energetici ossidativi, quali il catabolismo dei grassi.

Oltre a ciò, una buona qualità del sonno produce GH (ormone della crescita), garantisce il corretto funzionamento di meccanismi di riparazione e pulizia cellulare, inclusa quella neuronale (fattore neurotrofico cerebrale BDNF), necessari a mantenere in efficienza la macchina biologica umana.

In generale, il soggetto che vuole migliorare il proprio aspetto fisico può ricadere in una di queste tre categorie:

- Soggetti che vogliono aumentare il proprio peso corporeo

Sono generalmente soggetti esili che desiderano migliorare il proprio aspetto fisico. In questo caso sarà opportuno impostare un allenamento ipertrofico, aumentare parallelamente l'introito calorico e ottimizzare la ripartizione dei macronutrienti, secondo le richieste dell'allenamento, in modo da condurre ad un aumento della componente magra mantenendo, o se necessario diminuendo, il tessuto adiposo.

- Soggetti che vogliono mantenere il proprio peso corporeo

Qui l'attenzione si dovrà spostare sull'ottimizzazione dell'allenamento, dell'introito calorico e della ripartizione dei macronutrienti in modo da migliorare la composizione corporea del soggetto, senza troppe ricadute sul peso corporeo del soggetto. A questo proposito ricordiamo che 1kg di muscolatura in più e 1kg di grasso in meno non spostano l'ago della bilancia, ma fanno perdere centimetri di taglia nei pantaloni perché il grasso occupa più volume del muscolo a parità di peso.

- Soggetti che vogliono diminuire il proprio peso corporeo

Si tratta quasi sempre di soggetti che assumono più calorie rispetto al loro DEG. In questi casi, la tentazione sarebbe di apportare un taglio calorico aspettandosi un calo ponderale. Il principio può essere corretto, ma la cosa va pianificata con molta cura, per cui è meglio optare per una restrizione calorica controllata.

Questo principio si basa sul presupposto che dopo 3/4 giorni consecutivi di riduzione calorica il metabolismo comincia a rallentare e lo stimolo della fame si adatta al ribasso, portando il soggetto a mangiare sempre meno e rallentando sempre più il metabolismo. Per evitare che si inneschi questo circolo vizioso è opportuno pianificare un taglio calorico (compreso tra il 10% e il 30%) a giorni alterni, in modo da non avere più di due giorni consecutivi a basse calorie.

La differenza tra dimagrire e perdere peso

Nel mondo del fitness e del benessere, la distinzione tra dimagrire e perdere peso è fondamentale. Entrambi i termini, sebbene usati in modo intercambiabile, hanno significati molto diversi e le implicazioni sulla salute possono essere drasticamente diverse.

Il peso di una persona è una misura complessiva che include grasso corporeo, massa muscolare, ossa, organi e persino l'acqua contenuta nel corpo. Pertanto, quando parliamo di "perdere peso", siamo di fronte ad una riduzione di uno o più di questi componenti. Tuttavia, la perdita di peso non significa necessariamente che stai progredendo verso un corpo più sano o in forma. Per esempio, la perdita di massa muscolare può portare ad una riduzione del peso, ma potrebbe anche diminuire la forza e l'endurance di una persona, rendendo più difficile la pratica di attività fisiche. D'altro canto, "dimagrire" o "perdere grasso" si riferisce specificamente alla riduzione del grasso corporeo, una componente che può essere dannosa per la salute se presente in quantità eccessive.

Quando iniziamo una dieta o un regime di esercizi, l'obiettivo è generalmente quello di eliminare il grasso in eccesso, non il tessuto muscolare prezioso che sostiene la nostra forza fisica e metabolismo.

È possibile dimagrire senza vedere un cambiamento significativo sul peso, poiché ciò che perdi in termini di grasso, potresti guadagnarne in termini di massa muscolare. Questo è l'obiettivo ideale di una dieta sana e di un regime di esercizio fisico per rimettersi in forma.

Molte diete rapide promettono una drastica perdita di peso in un tempo limitato. Tuttavia, quello che non dicono è che questa perdita di peso spesso deriva dalla perdita di acqua e massa muscolare, piuttosto che da grasso corporeo. Quando ti metti a dieta e ti privi del cibo, il tuo corpo entra in modalità di conservazione dell'energia, rallentando il tuo metabolismo. In questa situazione, l'energia necessaria per le funzioni quotidiane viene spesso derivata dal tessuto muscolare piuttosto che dal grasso immagazzinato.

Questo può portare ad un effetto di rimbalzo quando la dieta termina. Poiché il tuo corpo è stato impostato per conservare l'energia, una volta che ricominci a mangiare normalmente, è probabile che immagazzini più cibo sotto forma di grasso, portando ad un recupero del peso perso e a volte anche a un aumento.

Un altro indicatore che ti aiuta a distinguere tra dimagrire e perdere peso è il tuo livello di energia. Man mano che perdi grasso e guadagni muscoli, il tuo corpo diventa più efficiente nel produrre energia, lasciandoti sentire più vigoroso e attivo. Se stai invece perdendo muscoli, potresti notare una riduzione dei livelli di energia, rendendoti più stanco e lento. Inoltre, poiché il tuo corpo cerca di riprendersi, può iniziare a desiderare cibo, portando spesso a mangiare in eccesso, specialmente cibi ricchi di grassi saturi, zuccheri e carboidrati.

In definitiva, sia la perdita di peso che la perdita di grasso sono obiettivi comuni nel mondo del fitness. Tuttavia, è importante comprendere che cosa effettivamente implicano e come influenzano il tuo corpo. Perdere peso può sembrare un obiettivo allettante, ma è la perdita di grasso che porta a benefici duraturi e a una maggiore salute generale. Dimagrire, mantenendo e costruendo massa muscolare, è la chiave per ottenere un corpo in forma e sano. Ricorda, il numero sulla bilancia è solo una misura, non un giudizio del tuo stato di salute o fitness.

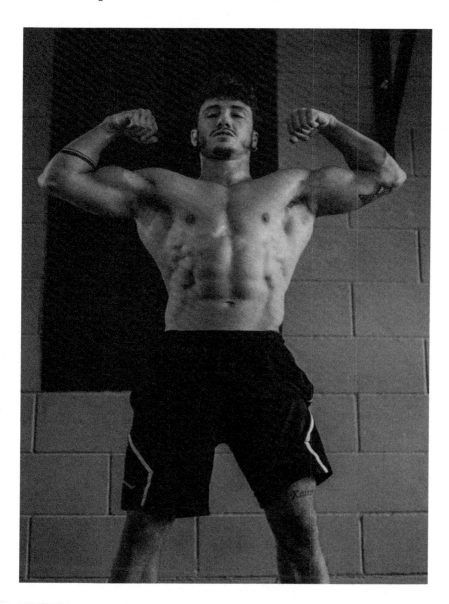

Le seguenti ricette sono fornite a scopo puramente informativo e per la condivisione di idee culinarie. L'autore di questo ricettario non è un professionista della nutrizione o della sicurezza alimentare e non è responsabile per eventuali problemi di salute o risultati negativi che potrebbero derivare dalla preparazione o dal consumo delle ricette contenute in questo libro.

L'autore si impegna a condividere ricette accurate e deliziose, ma non può garantire la sicurezza o la riuscita di ogni preparazione culinaria. È responsabilità del lettore assicurarsi di seguire tutte le istruzioni e le precauzioni necessarie durante la preparazione e la cottura dei piatti, inclusa l'attenzione a allergeni e intolleranze alimentari personali.

Si consiglia vivamente di consultare un professionista della nutrizione o della sicurezza alimentare prima di apportare modifiche significative alle ricette, specialmente se si hanno esigenze dietetiche particolari o preoccupazioni per la sicurezza alimentare.

L'autore non assume alcuna responsabilità per eventuali errori tipografici o informazioni inesatte presenti in questo ricettario. Le opinioni espresse nelle ricette sono quelle dell'autore e non rappresentano necessariamente le opinioni di terzi.

L'uso delle ricette contenute in questo ricettario è a totale rischio e responsabilità del lettore. L'autore non sarà ritenuto responsabile per danni diretti o indiretti causati dall'uso delle informazioni fornite in questo ricettario.

Si consiglia di leggere attentamente tutte le etichette degli alimenti, seguire le linee guida di sicurezza alimentare e consultare le normative locali in materia di sicurezza alimentare durante la preparazione e la manipolazione degli ingredienti.

Accettando di utilizzare le ricette contenute in questo ricettario, il lettore riconosce di aver letto e compreso questo disclaimer e accetta di assumersi la piena responsabilità per l'uso delle informazioni contenute nel libro.

Si prega di cucinare e gustare queste ricette in modo sicuro e responsabile. Buon appetito!

ADSTHENICS: Dove la forma fisica trova la sua formula

Pronto a trasformare il tuo corpo e portare il tuo allenamento al livello successivo? Inquadra il QR code e scopri i programmi di ADSTHENICS.IT.

La tua evoluzione fisica inizia qui!

Per scegliere i tuoi BONUS scannerizza il codice QR riportato qui sotto!

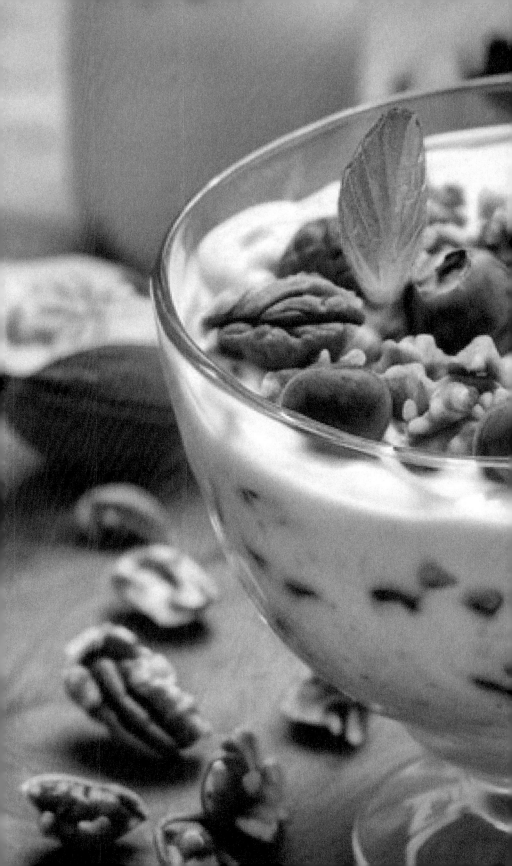

COLAZIONE

Avena Proteica

 15 min   1

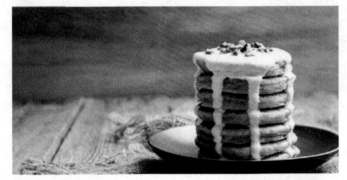

INGREDIENTI

- 70 g di fiocchi d'avena
- 15 g di proteine in polvere (altrimenti burro di mandorle)
- 1 albume d'uovo
- 1/2 bicchiere d'acqua (circa 120 ml)
- 60 g di yogurt greco magro
- 1 cucchiaino di cacao in polvere
- 1 cucchiaino di zucchero (puoi utilizzare zucchero di canna o dolcificante a piacere)

NUTRIZIONE

Calorie: 362 kcal
Grassi: 2,2 g
Proteine: 22,6 g
Carboidrati: 69,55 g

INDICAZIONI

- In una ciotola, mescola i fiocchi d'avena, le proteine in polvere (o il burro di mandorle), l'albume d'uovo e l'acqua.
- Preriscalda una padella antiaderente a fuoco medio.
- Versa il composto nella padella, distribuendo uniformemente per formare una specie di "pancake" di avena.
- Cuoci il pancake d'avena da entrambi i lati finché non diventa dorato (circa 2-3 minuti per lato).
- Mentre il pancake cuoce, prepara la guarnizione mescolando lo yogurt greco e lo zucchero in una ciotola.
- Quando il pancake è pronto, trasferiscilo su un piatto.
- Spalma la guarnizione di yogurt greco dolcificato sulla superficie del pancake.
- Cospargi il cacao in polvere sulla guarnizione.
- Ora la tua Avena Proteica è pronta da gustare!

Se trovi questa ricetta irresistibile, taggami su Instagram o Tiktok @ADSTHENICS e condividi le tue creazioni deliziose!

Avena ai frutti di bosco

 5 min   2

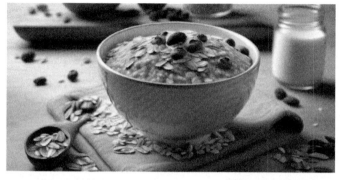

INGREDIENTI

- 125 g di fiocchi d'avena
- 250 ml di latte di mandorle
- 2 cucchiaini di miele
- 125 g di frutti di bosco (fragole, mirtilli, more, ecc.), frullati
- 1 cucchiaio di yogurt

INDICAZIONI

- In una ciotola, unisci i fiocchi d'avena, il latte di mandorle e il miele. Mescola bene tutti gli ingredienti.
- Dividi l'avena preparata in due ciotole.
- Versa il frullato di frutti di bosco sopra l'avena in ogni ciotola.
- Aggiungi un cucchiaio di yogurt su ciascuna porzione.
- Servi freddo e gustati la tua Avena ai frutti di bosco.

NUTRIZIONE

Calorie: 210 kcal
Grassi: 15,15 g
Carboidrati: 17,65 g
Proteine: 3,2 g

Crema Proteica al Cioccolato e Nocciole

 5 min 2

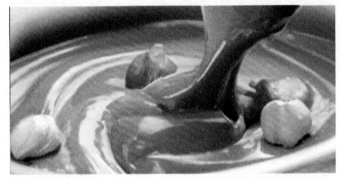

INGREDIENTI

- 250 ml di latte di mandorle
- 2 cucchiai di proteine in polvere al cioccolato
- 1 cucchiaio di pasta di nocciole
- Nocciole tritate per guarnire

INDICAZIONI

- In un frullatore, mescola il latte di mandorle, le proteine in polvere al cioccolato e la pasta di nocciole fino a ottenere una consistenza cremosa.
- Versa la crema proteica al cioccolato e nocciole in due bicchieri.
- Guarnisci con le nocciole tritate.
- Servi la crema proteica al cioccolato e nocciole come una golosa colazione proteica.

NUTRIZIONE

Calorie: 250 kcal
Grassi: 11g
Carboidrati: 12g
Proteine: 22g

Se trovi questa ricetta irresistibile, taggami su Instagram o Tiktok @ADSTHENICS e condividi le tue creazioni deliziose!

42

Muffin ai mirtilli

 15 min   4

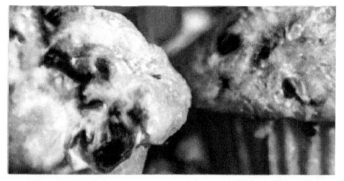

INGREDIENTI

- 140 g di farina di avena
- 20 g di zucchero
- 1 cucchiaino di lievito in polvere
- 1 pizzico di sale
- 70 g di mirtilli freschi o surgelati
- 1 uovo da allevamento all'aperto
- 10 ml di olio d'oliva
- 80 ml di latte

NUTRIZIONE

Calorie: 179 kcal
Carboidrati: 24g
Grasso: 7g
Proteine: 4 g

INDICAZIONI

- Preriscalda il forno a 200°C e prepara una teglia per muffin con 4 pirottini di carta.
- In una ciotola, mescola la farina, lo zucchero, il lievito e il sale. Aggiungi i mirtilli e mescola delicatamente per unire.
- In un'altra ciotola, sbatti l'uovo e aggiungi l'olio d'oliva e il latte. Mescola bene gli ingredienti umidi.
- Versa il composto liquido nella ciotola con gli ingredienti secchi e mescola fino a ottenere un impasto omogeneo.
- Versa l'impasto nei 4 pirottini per muffin, riempiendoli fino a circa 3/4 della loro capacità.
- Inforna i muffin nel forno preriscaldato per circa 15-18 minuti o fino a quando saranno dorati e ben cotti all'interno.
- Una volta cotti, sforna i muffin e lasciali raffreddare prima di servirli.

Se trovi questa ricetta irresistibile, taggami su Instagram o Tiktok @ADSTHENICS e condividi le tue creazioni deliziose!

Yogurt Greco Proteico con Frutta e Noci

 5 min   2

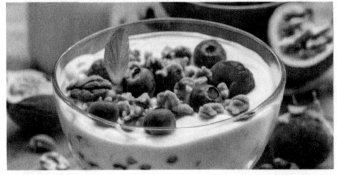

INGREDIENTI

- 250 g di yogurt greco magro
- 2 cucchiai di proteine in polvere alla vaniglia
- Frutti di bosco freschi (fragole, mirtilli, more)
- Noci tritate

INDICAZIONI

- In una ciotola, mescola lo yogurt greco con le proteine in polvere alla vaniglia fino a ottenere un composto cremoso.
- Dividi lo yogurt preparato in due ciotole.
- Aggiungi i frutti di bosco freschi e le noci tritate sopra lo yogurt.
- Servi lo yogurt greco proteico con frutta e noci.

NUTRIZIONE

Calorie: 220 kcal
Grassi: 7g
Carboidrati: 15g
Proteine: 24g

Se trovi questa ricetta irresistibile, taggami su Instagram o Tiktok @ADSTHENICS e condividi le tue creazioni deliziose!

Yogurt Greco Proteico con Granola e Frutta Secca

 5 min

 2

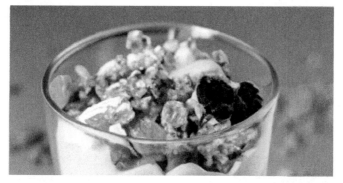

INGREDIENTI

- 250 g di yogurt greco magro
- 2 cucchiai di proteine in polvere alla vaniglia
- 2 cucchiai di granola
- 1 cucchiaio di noci tritate
- Frutta secca a scelta (uvetta, datteri, fichi secchi)

INDICAZIONI

- In una ciotola, mescola lo yogurt greco con le proteine in polvere alla vaniglia fino a ottenere un composto cremoso.
- Dividi lo yogurt preparato in due ciotole.
- Aggiungi la granola, le noci tritate e la frutta secca sopra lo yogurt.
- Servi lo yogurt greco proteico con granola e frutta secca.

NUTRIZIONE

Calorie: 250 kcal
Grassi: 6g
Carboidrati: 20g
Proteine: 25g

Avena e Banana con burro di arachidi e cacao

 20 min

 1

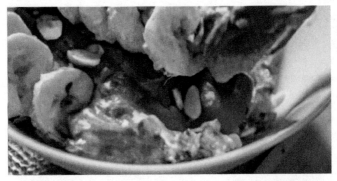

INGREDIENTI

- 50 g Avena
- 200 ml di latte di mandorle non zuccherato
- 1 cucchiaio di cacao in polvere
- 1 cucchiaio di burro di arachidi cremoso naturale
- 1 banana matura, schiacciata

NUTRIZIONE

Calorie: 350 kcal
Grassi: circa 14g
Proteine: 12g
Carboidrati: 50g

INDICAZIONI

- In una pentola, porta a ebollizione il latte di mandorle.
- Aggiungi l'avena alla pentola con il latte bollente e riduci il fuoco a medio-basso. Lascia cuocere l'avena per circa 10-15 minuti, mescolando di tanto in tanto, fino a quando diventa morbida e ha assorbito la maggior parte del liquido.
- Aggiungi il cacao in polvere e il burro di arachidi all'avena cotta. Mescola bene per amalgamare tutti gli ingredienti.
- Aggiungi la banana schiacciata all'avena e mescola fino a raggiungere una consistenza calda e cremosa.
- Se desideri, guarnisci con noci tritate per aggiungere un tocco croccante e saporito.
- Servi caldo e goditi la tua colazione proteica con avena, burro di arachidi e cacao.

Se trovi questa ricetta irresistibile, taggami su Instagram o Tiktok @ADSTHENICS e condividi le tue creazioni deliziose!

Frullato di frutta alla Barbabietola Secca

 5 min 1

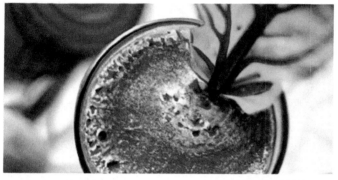

INGREDIENTI

- 350 ml di latte (una tazza)
- 1 mela Granny Smith, sbucciata, privata del torsolo e tritata
- 130 g di barbabietole (anche congelate) tritate
- 130g di mirtilli (anche surgelati)
- 65g di ciliegie (anche surgelati)

INDICAZIONI

- In un frullatore, unire tutti gli ingredienti e frullare fino a che il mix di frutta è uniforme. Servire subito o conservare in freezer in un barattolo richiudibile.

NUTRIZIONE

Calorie: 324 kcal
Grasso: 5 g;
Carboidrati: 70 g;
Proteine: 5 g;
Fibra: 15 g

Se trovi questa ricetta irresistibile, taggami su Instagram o Tiktok @ADSTHENICS e condividi le tue creazioni deliziose!

Frullato di Banana e Mango

 5 min

 2

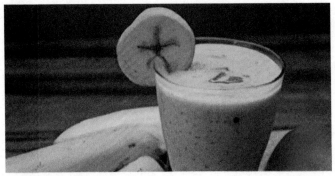

INGREDIENTI

- 2 banane, affettate e congelate
- 130g di mango surgelati
- 390 ml di latte (o latte di cocco intero)
- 1 cucchiaino di estratto di vaniglia

INDICAZIONI

- In un frullatore ad alta velocità o in un robot da cucina, unisci le banane, il mango, il latte di cocco e la vaniglia. Frullare fino a che liscio. Questo frullato sarà denso e potrebbe richiedere diversi avvii e arresti per raschiare i lati. Se sembra troppo denso, aggiungi acqua per diluire.
- Servire in una ciotola e a piacere aggiungere semi di canapa, burro di anacardi, semi di chia e ciliegie (se usate). Divertiti invece come bevanda rinfrescante aggiungendo acqua.

NUTRIZIONE

Calorie: 378 kcal
Grasso: 38 g;
Carboidrati: 89 g;
Proteine: 5 g;
Fibra: 8 g

Frullato di cocco e ananas

 5 min   1

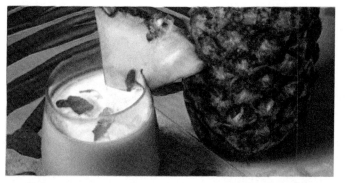

INGREDIENTI

- 200g di ananas (congelato)
- 1 banana
- 300 ml di latte (o latte di cocco non zucche-rato)
- 30 g di pezzi di cocco surgelati

INDICAZIONI

- In un frullatore, unire tutti gli ingredienti e frullare fino a che liscio. Servire subito o conservare in freezer in un barattolo richiu-dibile.

NUTRIZIONE

Calorie: 396 kcal
Grasso: 14 g;
Carboidrati: 71 g;
Proteine: 6 g;
Fibra: 11 g

Frullato di frutti di bosco

 5 min   1

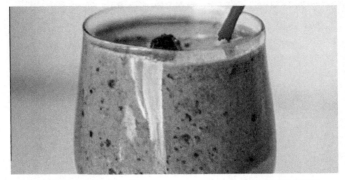

INGREDIENTI

- 1 banana
- 300ml di latte (latte vegetale non zuccherato)
- 75g di fragole (surgelate)
- 75g di mirtilli (surgelati)
- 65g di lamponi (surgelati)

INDICAZIONI

- In un frullatore, unire tutti gli ingredienti e frullare fino a che liscio. Servire subito o conservare in freezer in un barattolo richiudibile.

NUTRIZIONE

Calorie: 538 kcal
Grasso: 11 g;
Carboidrati: 111 g;
Proteine: 10 g;
Fibra: 21 g

Se trovi questa ricetta irresistibile, taggami su Instagram o Tiktok @ADSTHENICS e condividi le tue creazioni deliziose!

Uova Pomodoro e Basilico

 20 min

 2

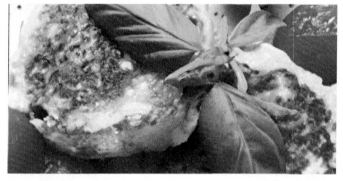

INGREDIENTI

- 2 cucchiaini di olio d'oliva
- 2 uova, sbattute
- 2 pomodori, a cubetti
- basilico tritato
- 1 pizzico Sale e pepe nero a piacere

INDICAZIONI

- In una padella scaldare l'olio a fuoco medio e soffriggere i pomodori per 5 minuti aggiungendo il sale e il pepe .
- Aggiungere e mescolare le uova e cuocere per altri 10 minuti.
- Servire condita con basilico.

NUTRIZIONE

Calorie: 287 kcal
Grassi: 10,4 g
Fibre: 9,5 g
Carboidrati: 21,5 g
Proteine: 20 g

Se trovi questa ricetta irresistibile, taggami su Instagram o Tiktok @ADSTHENICS e condividi le tue creazioni deliziose!

Pancake Proteico

 15 min

 2

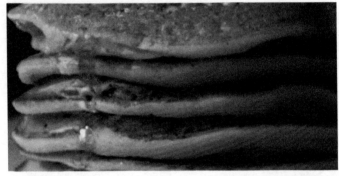

INGREDIENTI

- 80g di farina di avena
- 100 gr di yogurt greco (senza zuccheri aggiunti)
- 1 uovo
- Un goccio di latte (se necessario, per ottenere la consistenza desiderata)
- 1 cucchiaino di zucchero o dolcificante
- Un pizzico di lievito

NUTRIZIONE

Calorie: 300 kcal
Proteine: 15 g
Grassi: 6 g
Carboidrati: 45 g
Fibra: 2 g

INDICAZIONI

- In una ciotola, unisci la farina, lo yogurt greco, l'uovo, lo zucchero, il lievito.
- Mescola energicamente gli ingredienti fino a ottenere una pastella omogenea. Se la pastella risulta troppo densa, puoi aggiungere un po' di latte per ottenere la consistenza desiderata. Se, al contrario, risulta troppo liquida, aggiungi un po' di farina.
- Riscalda una padella antiaderente a fuoco medio. Non serve aggiungere olio o burro, poiché la pastella ha già lo yogurt che evita che i pancakes si attacchino.
- Versare un mestolo di pastella nella padella calda e stendere delicatamente con il dorso del cucchiaio per formare un cerchio. La dimensione del cerchio dipenderà da quanto grandi vuoi i tuoi pancakes.
- Cuoci il pancake per alcuni minuti fino a quando compaiono delle bollicine sulla superficie. A questo punto, puoi girarlo con una spatola e cuocere l'altro lato fino a doratura.
- Ripeti il processo con il resto della pastella fino ad esaurimento degli ingredienti.
- Una volta cotti, puoi guarnire i pancakes proteici con quello che preferisci. Puoi usare del burro di arachidi, dello yogurt, della frutta fresca o altri ingredienti a tua scelta.

Se trovi questa ricetta irresistibile, taggami su Instagram o Tiktok @ADSTHENICS e condividi le tue creazioni deliziose!

Pane Tostato con Uova

 10 min

 1

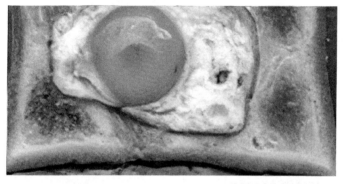

INGREDIENTI

- 2 fette di pane (preferibilmente pane integrale)
- 2 uova
- Sale e pepe q.b
- Burro o olio d'oliva per spalmare

NUTRIZIONE

Calorie: 250 kcal
Proteine: 15 g
Grassi: 10 g
Carboidrati: 25 g
Fibra: 3 g

INDICAZIONI

- Scalda una padella antiaderente a fuoco medio e aggiungi una noce di burro o un filo d'olio d'oliva.
- Nel frattempo, tosta le fette di pane nel tostapane o sulla griglia finché diventano croccanti e dorati.
- Quando la padella è calda, rompi delicatamente le uova e lascia scivolare una alla volta nella padella. Puoi lasciarle intere o rompere i tuoi, a seconda delle tue preferenze.
- Cuoci le uova a fuoco medio fino a quando il bianco si solidifica ma il tuorlo rimane ancora morbido.

Se trovi questa ricetta irresistibile, taggami su Instagram o Tiktok @ADSTHENICS e condividi le tue creazioni deliziose!

Budino di Yogurt Proteico

 15 min (più il riposo durante la notte)   2

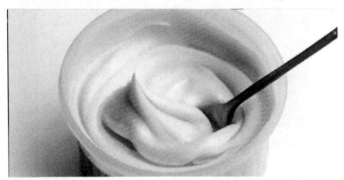

INGREDIENTI

- 250 gr di yogurt greco bianco (senza zuccheri aggiunti)
- 2 fogli di colla di pesce
- Un cucchiaino di zucchero o di miele (a seconda delle tue preferenze)
- Un goccio di latte (circa 50 ml)
- Alimento a scelta per il gusto: cacao, caffè, vaniglia, pistacchi o nocciole tritate, frutta frullata

NUTRIZIONE

Calorie: 150 kcal
Proteine:15 g
Grassi: 5 g
Carboidrati: 12 g

INDICAZIONI

- Metti i fogli di colla di pesce in una ciotola d'acqua fredda e lasciali in ammollo per circa 10 minuti.
- Nel frattempo, versa lo yogurt greco in un contenitore e aggiungi lo zucchero (o il miele) insieme all'alimento scelto per dare il gusto al budino (ad esempio, cacao, caffè, vaniglia, pistacchi o nocciole tritate, oppure frutta frullata). Mescola bene fino a ottenere una miscela omogenea.
- In un pentolino, scalda il latte a fuoco medio. Scola la colla di pesce dall'acqua e aggiungila al latte caldo, mescolando fino a quando si scioglie completamente.
- Unisci il latte con la colla di pesce allo yogurt aromatizzato precedentemente preparato, mescolando bene affinché tutti gli ingredienti si amalgamino perfettamente.
- Versa il composto ottenuto in stampi da budino o in piccoli contenitori monoporzione.
- Metti i budini di yogurt proteico in frigorifero e lasciali riposare tutta la notte, o almeno per 4-6 ore, affinché si solidifichi.
- Al mattino, il budino di yogurt proteico sarà pronto per essere gustato. Puoi servirlo così com'è o decorarlo con frutta fresca o una spolverata di cacao in polvere, a seconda del gusto scelto.

Se trovi questa ricetta irresistibile, taggami su Instagram o Tiktok @ADSTHENICS e condividi le tue creazioni deliziose!

Barrette Proteiche alle Banane, Avena e Frutta Secca

 20 min

 8 barrette

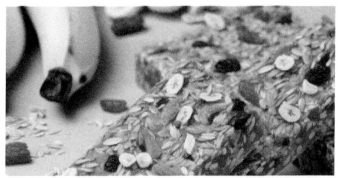

INGREDIENTI

- 2 banane mature
- 100 gr di fiocchi di avena
- Una manciata di semi oleosi (es. semi di chia, semi di lino, semi di girasole)
- Una manciata di frutta secca (es. noci, mandorle, nocciole)
- Scaglie di cioccolato fondente (a piacere)
- Un cucchiaio di miele (o altro dolcificante a tua scelta)
- 2 misurini di proteine in polvere (alla vaniglia o gusto a piacere) o vaniglia a pezzi

NUTRIZIONE

Calorie: 180 kcal
Proteine: 7 g
Grassi: 8g
Carboidrati: circa 20 g

INDICAZIONI

- Preriscalda il forno a 200 gradi.
- In una ciotola schiacciate le banane mature con una forchetta fino a ottenere una purea omogenea.
- Aggiungi i fiocchi di avena, i semi oleosi, la frutta secca, le scaglie di cioccolato fondente, il miele (o altro dolcificante) e i due misurini di proteine in polvere alla vaniglia nella ciotola con le banane schiacciate.
- Mescola bene tutti gli ingredienti fino a ottenere un composto ben amalgamato.
- Prepara una teglia da forno foderandola con carta da forno

Shake Proteico alla Banana e Cioccolato

 5 min   1

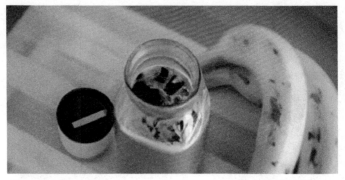

INGREDIENTI

- 1 banana (tagliata a pezzetti e congelata)
- 200 ml di latte (100 ml congelato e 100 ml a temperatura ambiente)
- Un misurino di proteine in polvere (senza sapore o al gusto che preferisci)
- 30 gr di formaggio fresco spalmabile (opzionale, per una consistenza più cremosa)
- Un cucchiaino di cacao in polvere o caffè (opzionale, per una variante al gusto cioccolato o caffè)
- Scaglie di cioccolato fondente e frutta secca per guarnire (opzionale)

NUTRIZIONE

Calorie: 300 kcal
Proteine: circa 20 g
Grassi: circa 7 g
Carboidrati: circa 40 g

INDICAZIONI

- Prima di iniziare, assicurati di avere congelato in anticipo la banana tagliata a pezzetti e di avere il latte parzialmente congelato. Questo renderà lo squake più fresco e cremoso.
- Inserisci tutti gli ingredienti (banana, latte, proteine in polvere e formaggio spalmabile se lo utilizzi) nel mixer.
- Frulla tutti gli ingredienti fino a ottenere una consistenza liscia e cremosa. Se preferisci uno shake più denso, puoi aggiungere un po' di ghiaccio prima di frullare.
- Se desideri un gusto al cioccolato o al caffè, puoi aggiungere un cucchiaino di cacao in polvere o caffè al mixer e frullare nuovamente.
- Versa il tuo shake proteico alla banana e cioccolato in un bicchiere o una bottiglia.
- Se vuoi, guarnisci lo squake con scaglie di cioccolato fondente e frutta secca.
- Il tuo shake proteico è pronto per essere gustato! Puoi sorseggiarlo come colazione veloce e nutriente o come uno spuntino energetico durante il giorno.

Nota: Questa ricetta è altamente personalizzabile. Puoi sostituire la banana con altra frutta congelata, come fragole o mirtilli, e variare i gusti delle proteine in polvere per ottenere diverse varianti di shake proteico.

Se trovi questa ricetta irresistibile, taggami su Instagram o Tiktok @ADSTHENICS e condividi le tue creazioni deliziose!

Pane con Burro di Arachidi e Yogurt

 5 min   1

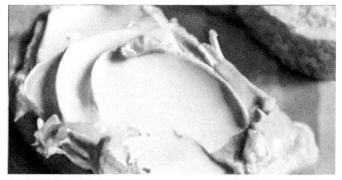

INGREDIENTI

- 2 fette di pane (preferibilmente pane integrale)
- 2 cucchiaini di burro di arachidi (senza zuccheri o additivi aggiunti)
- Uno yogurt greco (senza zuccheri aggiunti, preferibilmente al naturale)

NUTRIZIONE

Calorie: 350 kcal
Proteine: 15 g
Grassi: 15 g
Carboidrati: 40 g

INDICAZIONI

- Tosta le due fette di pane nel tostapane o sulla griglia finché diventeranno croccanti e dorate.
- Spalma un cucchiaino di burro di arachidi su ciascuna fetta di pane tostato. Assicurati che il burro di arachidi sia fatto solo di arachidi e senza aggiunta di oli o zuccheri.
- Apri lo yogurt greco e servine una porzione a piacere accanto alle fette di pane con il burro di arachidi.
- La tua colazione proteica con pane tostato, burro di arachidi e yogurt è pronta per essere gustata!
- Puoi mangiare il pane con burro di arachidi insieme allo yogurt, oppure alternando bocconi di pane e yogurt a tua scelta.

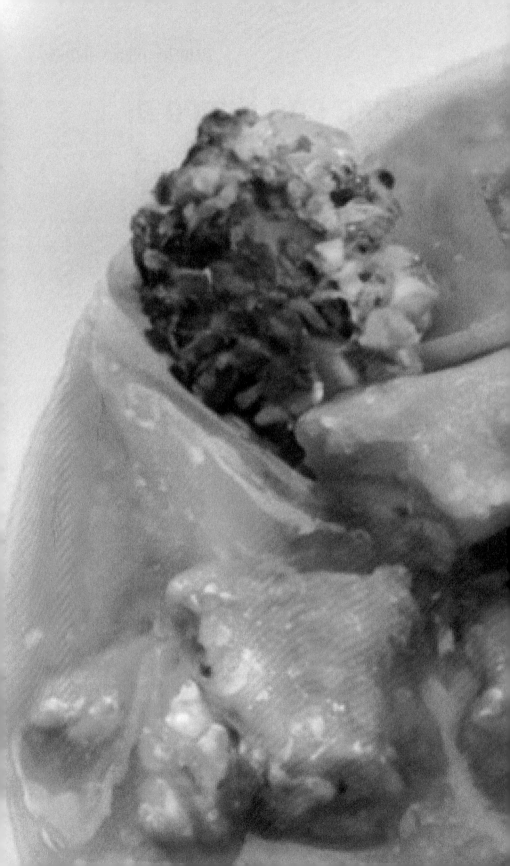

PRANZO

Polpette Di Carne

 1 ora e 40 min   2

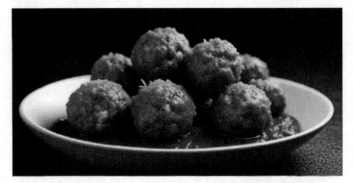

INGREDIENTI

- 1/2 uovo (sbattere l'uovo e usarne metà)
- 1 cucchiaio prezzemolo fresco tritato
- 1 aglio tritato
- 120 gr manzo macinato
- 120 gr maiale macinato
- 200g polpa di pomodori
- 1 cucchiaio di basilico fresco tritato
- pizzico di pepe
- pizzico di sale

INDICAZIONI

- In una terrina, unire la carne macinata di manzo e maiale, metà dell'uovo sbattuto, il prezzemolo tritato, l'aglio tritato, il pepe e il sale. Mescolare bene.
- Modella il composto di carne in piccole palline per fare le polpette.
- Metti le polpette in una pentola.
- Versare la polpa di pomodori sopra le polpette e cospargere di basilico tritato, pepe e sale.
- Coprire e cuocere a fuoco medio per circa 1 ora e 30 minuti o fino a quando sono completamente cotte e il sugo si è ridotto.
- Servi le deliziose polpette e buon appetito!

NUTRIZIONE

Calorie: 350 kcal
Grassi: 20g
Carboidrati: 4g
Proteine: 30g

Se trovi questa ricetta irresistibile, taggami su Instagram o Tiktok @ADSTHENICS e condividi le tue creazioni deliziose!

Carpaccio di Manzo

 10 min

 1

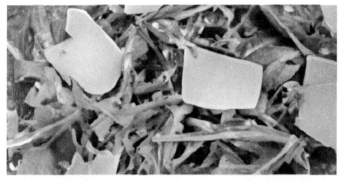

INGREDIENTI

- 100 g di filetto di manzo (di alta qualità e ben refrigerato)
- 25 g di Grana Padano DOP in scaglie
- 25 g di rucola fresca
- Sale e pepe q.b.

NUTRIZIONE

Calorie: 200 kcal
Carboidrati: 1 g
Proteine: 20 g
Grassi: 13 g
Zuccheri: 0 g

INDICAZIONI

- Metti il filetto di manzo nel freezer per circa 30-45 minuti in modo che sia più facile tagliarlo sottilmente.
- Dopo il tempo di congelamento, affetta il filetto di manzo a fettine sottili con un coltello affilato.
- Disponi le fettine di manzo in un piatto da portata o su singoli piatti da portata, creando uno strato uniforme.
- Aggiungi le scaglie di Grana Padano sopra il manzo in modo uniforme.
- Distribuisci la rucola fresca sopra le scaglie di Grana Padano.
- Condisci il carpaccio con un pizzico di sale e pepe a piacere.
- Il carpaccio di manzo è pronto per essere gustato! Puoi servirlo come antipasto o piatto principale leggero e raffinato.
- Questo carpaccio di manzo è una scelta elegante e deliziosa, perfetta per una cena speciale o un'occasione festiva. Il filetto di manzo crudo è una fonte di proteine di alta qualità, mentre il Grana Padano e la rucola aggiungono sapore e gusto al piatto.

Insalata di Quinoa con Pollo

 15 min

 1

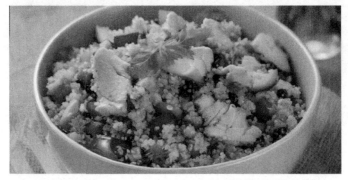

INGREDIENTI

- 50 g di quinoa
- 100 g di petto di pollo grigliato e tagliato a pezzetti
- 50 g di cetrioli a cubetti
- 30 g di pomodori a cubetti
- 1 cucchiaio di olio d'oliva
- Succo di limone, sale e pepe q.b.

NUTRIZIONE

Calorie: circa 350 kcal
Carboidrati: 25 g
Proteine: 25 g
Grassi: 15 g
Zuccheri: 2 g

INDICAZIONI

- Prima di tutto, sciacqua bene la quinoa sotto acqua corrente per eliminare eventuali residui amari. Cuocila seguendo le istruzioni sulla confezione e lasciala raffreddare.
- Nel frattempo, prepara il pollo grigliato. Puoi cuocerlo sulla griglia o in una padella antiaderente fino a quando è ben cotto e dorato. Taglialo a pezzetti una volta cotto.
- Taglia anche i cetrioli e i pomodori a cubetti.
- In una ciotola grande, unisci la quinoa raffreddata, il pollo, i cetrioli e i pomodori.
- Condisci il tutto con un cucchiaio di olio d'oliva, succo di limone, sale e pepe a piacere. Puoi regolare la quantità di condimenti in base ai tuoi gusti personali.
- Mescola bene tutti gli ingredienti in modo che si amalgamino perfettamente.
- L'insalata di quinoa con pollo è pronta per essere gustata! Puoi servirla immediatamente o tenerla in frigorifero per un pasto fresco e veloce durante la giornata.
- Questa ricetta è perfetta per chi è alla ricerca di un pasto fit, ricco di proteine e povero di carboidrati e grassi. La quinoa è una fonte eccellente di proteine e contiene anche fibre, mentre il petto di pollo è un'ottima fonte magra di proteine. L'aggiunta di cetrioli e pomodori fornisce una deliziosa freschezza all'insalata, mentre l'olio d'oliva contribuisce con i grassi sani necessari al nostro organismo.

Se trovi questa ricetta irresistibile, taggami su Instagram o Tiktok @ADSTHENICS e condividi le tue creazioni deliziose!

Wrap di Tacchino e Avoc ado

 10 min   1

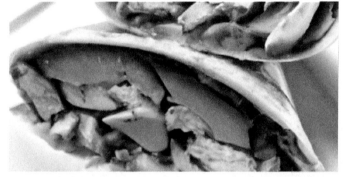

INGREDIENTI

- 1 tortilla integrale o piadina
- 60 g di tacchino affettato
- 1/4 di avocado a fette
- 30 g di lattuga a striscioline
- 1 cucchiaio di formaggio fresco

NUTRIZIONE

Calorie: circa 300 kcal
Carboidrati: 25 g
Proteine: 20 g
Grassi: 12 g

INDICAZIONI

- Riscalda in una padella la tortillas o piadina 1 minuto per lato.
- Disponi la tortilla integrale su un piano di lavoro pulito.
- Spalma uniformemente il cucchiaio di formaggio sulla tortilla, coprendo l'intera superficie.
- Aggiungi sopra il tacchino affettato in modo uniforme.
- Adagia le fette di avocado sulla parte superiore del tacchino.
- Aggiungi infine le striscioline di lattuga sulla parte superiore degli ingredienti.
- Ora, inizia a arrotolare la tortilla partendo da un lato fino a formare un wrap compatto. Assicurati di arrotolare bene la tortilla per evitare che si apra durante la degustazione.
- Una volta arrotolato, puoi tagliare il wrap di tacchino e avocado a metà o in piccoli pezzi per renderlo più facile da mangiare.
- Il wrap di tacchino e avocado è pronto per essere gustato!

Se trovi questa ricetta irresistibile, taggami su Instagram o Tiktok @ADSTHENICS e condividi le tue creazioni deliziose!

Wrap al Prosciutto Cotto e Peperoni

 10 min   1

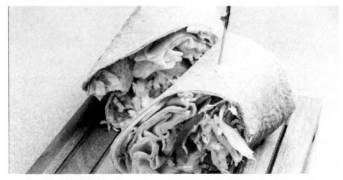

INGREDIENTI

- 1 foglio di wrap integrale
- 100g di prosciutto cotto magro
- 1 foglia di lattuga
- 1/4 di peperone rosso a strisce
- 20g di formaggio fresco magro
- Condimenti: senape, pepe nero, erbe aromatiche secche

NUTRIZIONE

Calorie: 280 kcal
Carboidrati: 20g
Proteine: 25g
Grassi: 10g

INDICAZIONI

- Prendere il foglio di wrap integrale e posizionarlo su un piano di lavoro.
- Distribuire la foglia di lattuga come base al centro del wrap.
- Sovrapporre il prosciutto cotto magro sulla lattuga.
- Disporre le strisce di peperone rosso sopra il prosciutto.
- Sbriciolare il formaggio fresco magro sull'insieme degli ingredienti.
- Condire con un tocco di senape, una spolverata di pepe nero e una leggera quantità di erbe aromatiche secche.
- Piegate i lati corti del wrap verso l'interno e quindi arrotolate il wrap avvolgendo gli ingredienti con i lati lunghi.
- Se preferite, tagliate diagonalmente il wrap a metà per renderlo più facile da consumare.

Wrap al Tonno, Cetrioli e pomodori

 10 min   1

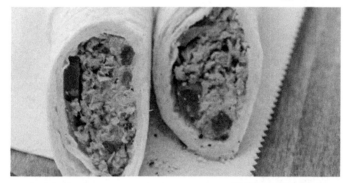

INGREDIENTI

- 1 foglio di wrap integrale
- 100g di tonno in scatola sgocciolato
- 1/4 di cetriolo a strisce
- 1 pomodoro a cubetti
- Condimenti: succo di limone, pepe nero, prezzemolo fresco tritato

NUTRIZIONE

Calorie: 260 kcal
Carboidrati: 20g
Proteine: 25g
Grassi: 10g

INDICAZIONI

- Stendere il foglio di wrap integrale su un piano di lavoro.
- Distribuire il tonno in scatola sgocciolato al centro del wrap.
- Sovrapporre le strisce di cetriolo sul tonno.
- Aggiungere i cubetti di pomodoro sopra il cetriolo.
- Condire con un po' di succo di limone, pepe nero e una spolverata di prezzemolo fresco tritato.
- Piegare i lati corti del wrap verso l'interno e quindi arrotolarlo con i lati lunghi per formare il wrap.
- Se desiderato, tagliare diagonalmente il wrap a metà per rendere più semplice il consumo.

Se trovi questa ricetta irresistibile, taggami su Instagram o Tiktok @ADSTHENICS e condividi le tue creazioni deliziose!

Insalata di Ceci e Tonno

 10 min 1

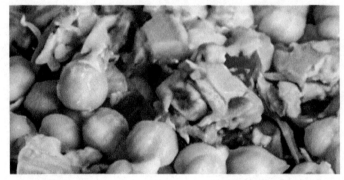

INGREDIENTI

- 100 g di ceci cotti
- 50 g di tonno sott'olio sgocciolato
- 30 g di peperoni a cubetti
- 1 cucchiaio di olio d'oliva
- Succo di limone, sale e pepe q.b.

INDICAZIONI

- In una ciotola, unisci i ceci cotti, il tonno sott'olio sgocciolato e i peperoni a cubetti.
- Condisci con un cucchiaio di olio d'oliva e il succo di limone. Aggiusta il sapore con sale e pepe a piacere.
- Mescola bene tutti gli ingredienti fino a ottenere una distribuzione uniforme del condimento.
- L'insalata di ceci e tonno è pronta per essere servita. Puoi gustarla così com'è o accompagnare con una fetta di pane integrale per un pasto più sostanzioso.

NUTRIZIONE

Calorie: circa 300 kcal
Carboidrati: 25 g
Proteine: 20 g
Grassi: 12 g

Se trovi questa ricetta irresistibile, taggami su Instagram o Tiktok @ADSTHENICS e condividi le tue creazioni deliziose!

Wrap di Pollo alla Paprika e Verdure

 15 min   2

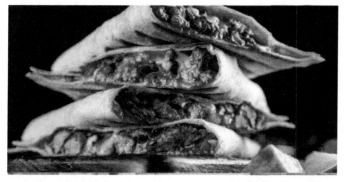

INGREDIENTI

- 2 tortillas di grano intero
- 2 petti di pollo, tagliati a strisce sottili
- 1 cucchiaino di paprika dolce
- Sale e pepe nero q.b.
- 1 peperone
- 1 cipolla
- Olio d'oliva
- Salsa yogurt o maionese leggera (opzionale)

NUTRIZIONE

Calorie: 350 kcal
Grassi: 12 g
Carboidrati: 35 g
Fibre: 6 g
Proteine: 28 g

INDICAZIONI

- Condisci le strisce di pollo con la paprika dolce, sale e pepe.
- Scaldare una padella con un po' di olio d'oliva a fuoco medio-alto.
- Cuoci il pollo fino a quando è cotto e dorato su entrambi i lati, circa 4-6 minuti. Mettilo da parte.
- Nella stessa padella, cuoci le verdure miste fino a quando sono leggermente tenere e caramellate, circa 3-4 minuti.
- Scalda le tortillas in una padella per renderle morbide e facili da piegare.
- Distribuisci le strisce di pollo sulla metà inferiore di ciascuna tortilla.
- Aggiungi le verdure sulla parte superiore del pollo.
- Piega la parte superiore delle tortillas sopra il ripieno, quindi arrotola il wrap con cura.
- Taglia i wrap di pollo alla paprika e verdure a metà, se lo desideri, e servi subito.
- Opzionalmente, puoi aggiungere salsa yogurt o maionese leggera per un tocco extra di sapore.

Caprese di Cetrioli

(🕐) 10 min 2

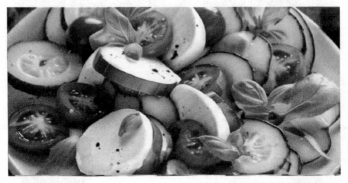

INGREDIENTI

- 200 g di pomodorini, dimezzati
- 1 cetriolo medio, affettato
- 125 g di mozzarelline fresche (bocconcini)
- 50 g di olive nere snocciolate
- 1 cucchiaio di olio extravergine di oliva
- 1 cucchiaio di aceto balsamico
- pizzico di basilico essiccato
- Sale e pepe a piacere

INDICAZIONI

- In una piccola ciotola, unisci i pomodorini, le fette di cetriolo, le mozzarelline fresche e le olive nere.
- Condisci con olio extravergine di oliva e aceto balsamico.
- Cospargi il basilico essiccato sul composto e condisci con sale e pepe a piacere.
- Mescola delicatamente tutti gli ingredienti insieme fino a quando saranno ben combinati.
- Dividi la miscela in due scatole snack per servire facilmente e controllare le porzioni.
- Metti in frigorifero le scatole degli snack per un massimo di 3 giorni

NUTRIZIONE

Calorie: 200 kcal
Grassi: 15 g
Proteine: 10 g
Carboidrati totali: 8 g

Burger di Salmone e Yogurt Greco

 20 min   1

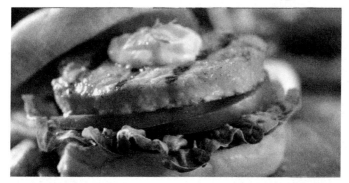

INGREDIENTI

- 150g di filetto di salmone fresco
- 1 panino integrale per hamburger
- 2 foglie di lattuga
- 1 pomodoro a fette
- 2 cucchiai di yogurt greco magro
- Succo di limone
- Erbe aromatiche fresche (es. prezzemolo, aneto)
- Sale e pepe q.b.
- Olio extravergine di oliva

NUTRIZIONE

Calorie: circa 400 kcal
Carboidrati: 35g
Proteine: 30g
Grassi: 15g

INDICAZIONI

- Preriscaldate una piastra antiaderente o una padella a fuoco medio.
- Nel frattempo, preparate il salmone: spennellate il filetto con un po' di olio extravergine di oliva e conditelo con sale, pepe e un po' di succo di limone.
- Una volta che la piastra o la padella è ben calda, cuocete il filetto di salmone per circa 3-4 minuti su ogni lato, fino a quando è cotto e si sbriciola facilmente con una forchetta.
- Mentre il salmone cuoce, preparate la salsa allo yogurt: in una ciotola, mescolate lo yogurt greco magro con un po' di succo di limone, erbe aromatiche tritate, sale e pepe.
- Tagliate il panino integrale a metà e leggermente tostatelo.
- Disponete una foglia di lattuga sulla parte inferiore del panino.
- Posizionate sopra la lattuga il filetto di salmone cotto.
- Adagiate le fette di pomodoro sopra il salmone.
- Spalmate la salsa allo yogurt greco sulla parte superiore del panino.
- Chiudete il burger con la parte superiore del panino tostato.

Se trovi questa ricetta irresistibile, taggami su Instagram o Tiktok @AOSTHENICS e condividi le tue creazioni deliziose!

Branzino al pesto di pomodoro

 30 min

 2

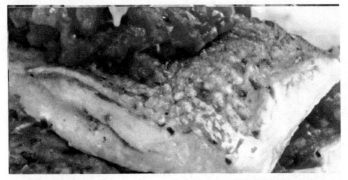

INGREDIENTI

- 1 cucchiaio di olio extravergine di oliva
- 1 spicchio d'aglio, tritato
- 1/4 di bicchiere di vino bianco secco
- 400g di pomodori a dadini, scolati
- 2 cucchiai di basilico fresco tritato (o prezzemolo)
- Sale e pepe, a piacere
- 30g di pesto
- 200g di filetti di branzino

NUTRIZIONE

Calorie: 334 kcal
Grassi: 12,1 g
Carboidrati: 15 g
Zucchero: 4 g
Proteine: 25 g

INDICAZIONI

- Preriscalda il forno a 200°C.
- In una casseruola, scaldare l'olio a fuoco medio-alto. Aggiungere l'aglio tritato e soffriggere brevemente.
- Versare il vino bianco secco e cuocere per 1-2 minuti.
- Aggiungi i pomodori a dadini e il basilico tritato. Sobbolli a fuoco medio-basso per 10 minuti.
- Aggiungi il pesto alla salsa e condisci con sale e pepe.
- Versa una parte della salsa in una teglia, disponi i filetti di branzino sopra e copri con la salsa rimanente.
- Cuoci nel forno preriscaldato per 10-12 minuti.
- Servi caldo, guarnendo con la salsa.

Petto di Pollo alla Griglia con Yogurt

 15 min   4

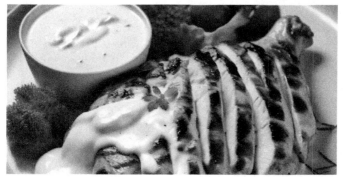

INGREDIENTI

- 4 petti di pollo
- 100 g di yogurt naturale magro
- Un pizzico di sale
- Una macinata di pepe
- Paprika o spezie e scelta

INDICAZIONI

- In una ciotola, mescolate lo yogurt con un pizzico di sale e pepe.
- Immergete brevemente i petti di pollo nella marinatura allo yogurt.
- Scaldate una padella antiaderente o una griglia a fuoco medio-alto.
- Cucinate i petti di pollo per 7-8 minuti per lato o fino a cottura completa.
- Servite caldo. Se lo desiderate, cospargete con una leggera spolverata di paprika per aggiungere sapore e colore.

NUTRIZIONE

Calorie: 160 kcal
Carboidrati: 2 g
Proteine: 32 g
Grassi: 3 g

Se trovi questa ricetta irresistibile, taggami su Instagram o Tiktok @ADSTHENICS e condividi le tue creazioni deliziose!

Frittata alle Erbe con Pomodorini

 15 min   1

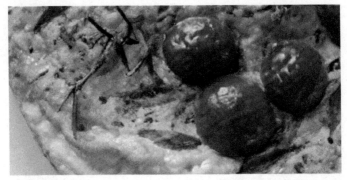

INGREDIENTI

- 2 uova
- 30 ml di latte scremato
- 1 cucchiaio di prezzemolo e basilico tritati
- 30 g di pomodorini tagliati a metà
- Sale e pepe q.b.

NUTRIZIONE

Calorie: circa 200 kcal
Carboidrati: 4 g
Proteine: 14 g
Grassi: 14 g

INDICAZIONI

- In una ciotola, sbatti le uova con il latte scremato. Aggiungi il prezzemolo e il basilico tritati e mescola bene. Aggiusta il sapore con sale e pepe a piacere.
- Scalda una padella antiaderente leggermente unta con olio d'oliva o utilizzando uno spray antiaderente.
- Versa il composto di uova e erbe nella padella e distribuisci i pomodorini tagliati a metà sulla superficie della frittata.
- Cuoci a fuoco medio-basso per circa 5-7 minuti o finché le uova sono completamente cotte e la frittata è dorata sulla parte inferiore.
- Con l'aiuto di un coperchio o una piastra, capovolgi la frittata per cuocere anche l'altro lato per un paio di minuti, finché è ben cotta e dorata.
- La frittata alle erbe con pomodorini è pronta per essere servita. Puoi tagliarla a fette e gustarla calda o fredda.

Riso e fagioli rossi

 20 min   2

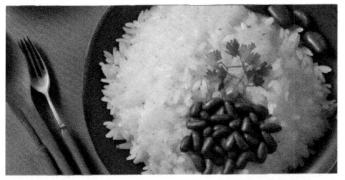

INGREDIENTI

- 425 grammi di fagioli rossi cotti (in scatola o precotti)
- 100 grammi di riso integrale precotto
- 1/2 cipolla bianca tritata
- 1 cucchiaino di aglio tritato
- 1/2 cucchiaino di sale
- 1 cucchiaino di paprika
- 500 ml di brodo vegetale

NUTRIZIONE

Calorie: 350 kcal
Carboidrati: 45 g
Grassi: 3 g
Proteine: 20 g

INDICAZIONI

- Scaldare una padella antiaderente a fuoco medio. Aggiungere la cipolla e l'aglio tritato e cuocere fino a quando non saranno morbidi, circa 5 minuti.
- Aggiungere i fagioli rossi e la paprika, mescolando bene.
- Versare il brodo vegetale e portare a bollore.
- Aggiungere il riso integrale e il sale, mescolando per amalgamare tutti gli ingredienti.
- Ridurre a fuoco lento, coprire e lasciare cuocere per circa 15 minuti, o fino a quando la maggior parte del brodo è assorbito e il riso è ben cotto.
- Servire immediatamente.

Insalata di Rucola con Salmone Affumicato

 5 min   1

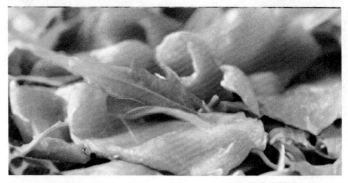

INGREDIENTI

- 50 g di rucola
- 50 g di salmone affumicato a striscioline
- 30 g di mandorle a scaglie
- 1 cucchiaio di olio d'oliva
- Succo di limone, sale e pepe q.b.

INDICAZIONI

- In una ciotola, disponi la rucola fresca.
- Aggiungi le striscioline di salmone affumicato sulla rucola.
- Spolvera le mandorle a scaglie sulla parte superiore dell'insalata.
- Condisci con un cucchiaio di olio d'oliva, succo di limone, sale e pepe a piacere.
- Mescola bene tutti gli ingredienti in modo che la rucola sia ricoperta uniformemente dal condimento.
- L'insalata di rucola con salmone affumicato è pronta per essere gustata!

NUTRIZIONE

Calorie: circa 300 kcal
Carboidrati: 5 g
Proteine: 20 g
Grassi: 22 g

Se trovi questa ricetta irresistibile, taggami su Instagram o Tiktok @ADSTHENICS e condividi le tue creazioni deliziose!

Riso alla cantonese con pollo

 20 min 1

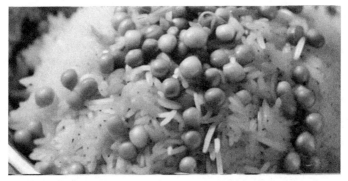

INGREDIENTI

- 60g di riso integrale
- 150g di petto di pollo tagliato a dadini
- 1 cipollotto
- 15g di olio extravergine di oliva
- Spezie a piacere (es. curcuma, pepe nero, paprika)
- 50g di pisellini
- Sale e pepe q.b.

NUTRIZIONE

Calorie: circa 370 kcal
Carboidrati: circa 45g
Grassi: circa 10g
Proteine: circa 30g

INDICAZIONI

- Lavare e affettare il cipollotto.
- Cuocere il riso integrale secondo le istruzioni.
- In una padella antiaderente, riscaldare una piccola quantità di olio e cuocere il petto di pollo a dadini fino a quando è ben cotto. Aggiungere sale, pepe e le spezie scelte.
- Rimuovere il pollo dalla padella e metterlo da parte.
- Nella stessa padella, aggiungere un po' di olio e cuocere il cipollotto e i pisellini per 3-4 minuti.
- Aggiungere il riso integrale cotto nella padella con le verdure e mescolare bene.
- Riunire il pollo cotto precedentemente alla miscela nella padella e mescolare per amalgamare gli ingredienti.
- Aggiungere ulteriori spezie a piacere per dare sapore al piatto.
- Impiattare il riso alla cantonese fit con pollo, condendo con un filo di olio extravergine di oliva.
- Gustare il piatto ricco di proteine e buon appetito!

Se trovi questa ricetta irresistibile, taggami su Instagram o Tiktok @ADSTHENICS e condividi le tue creazioni deliziose!

Pollo al Curry con Broccoli

 20 min

 1

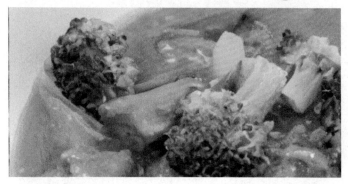

INGREDIENTI

- 150 g di petto di pollo a pezzetti
- 50 g di broccoli
- 1 cucchiaio di olio
- 1 cucchiaio di polvere di curry
- Sale e pepe q.b.

INDICAZIONI

- In una padella antiaderente, scalda l'olio a fuoco medio.
- Aggiungi i pezzetti di petto di pollo nella padella e cuoci fino a quando sono dorati e completamente cotti.
- Aggiungi i broccoli nella padella con il pollo e cuoci per qualche minuto fino a quando i broccoli diventano teneri ma ancora croccanti.
- Spolvera la polvere di curry sulla carne e i broccoli. Aggiusta il sapore con sale e pepe a piacere. Mescola bene in modo che il curry si distribuisca uniformemente sulla preparazione.
- Il pollo al curry con broccoli è pronto per essere servito!

NUTRIZIONE

Calorie: circa 300 kcal
Carboidrati: 8 g
Proteine: 25 g
Grassi: 18 g

Se trovi questa ricetta irresistibile, taggami su Instagram o Tiktok @ADSTHENICS e condividi le tue creazioni deliziose!

Couscous con Verdure Grigliate

 15 min

 1

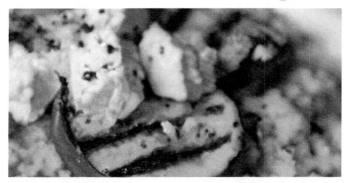

INGREDIENTI

- 50 g di couscous precotto
- 50 g di zucchine e melanzane grigliate a cubetti
- 30 g di feta a dadini
- 1 cucchiaio di olio d'oliva
- Succo di limone, sale e pepe q.b.

INDICAZIONI

- Prepara il couscous precotto seguendo le istruzioni sulla confezione. Una volta pronto, lascialo raffreddare.
- Taglia a cubetti le zucchine e le melanzane grigliate.
- In una ciotola grande, unisci il couscous, le zucchine e le melanzane grigliate, e i dadini di feta.
- Condisci con un cucchiaio di olio d'oliva, succo di limone, sale e pepe a piacere. Mescola bene tutti gli ingredienti in modo che il condimento si distribuisca uniformemente.
- L'insalata di couscous con verdure grigliate è pronta per essere gustata!

NUTRIZIONE

Calorie: circa 300 kcal
Carboidrati: 30 g
Proteine: 8 g
Grassi: 18 g

Salmone al Forno con Asparagi

 20 min

 1

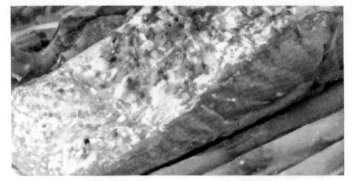

INGREDIENTI

- 120 g di filetto di salmone
- 100 g di asparagi
- 1 cucchiaio di olio d'oliva
- Succo di limone, sale e pepe q.b.

NUTRIZIONE

Calorie: 350 kcal
Carboidrati: 5 g
Proteine: 25 g
Grassi: 25 g
Zuccheri: 2 g

INDICAZIONI

- Pre-riscalda il forno a 200°C.
- Disponi i filetti di salmone e gli asparagi su una teglia da forno.
- Condisci il salmone e gli asparagi con un cucchiaio di olio d'oliva, succo di limone, sale e pepe a piacere. Puoi spennellare l'olio e il succo di limone direttamente sul salmone e gli asparagi o versarli sulla teglia e mescolare delicatamente per distribuire uniformemente i condimenti.
- Cuoci nel forno preriscaldato per circa 15-18 minuti o fino a quando il salmone è cotto e le punte degli asparagi sono morbide.
- Il salmone al forno con asparagi è pronto per essere gustato! Puoi servirlo con una porzione di riso integrale o patate al forno per un pasto completo.
- Questo piatto di salmone al forno con asparagi è una scelta sana e gustosa, ricca di proteine e acidi grassi omega-3. Gli asparagi aggiungono un tocco di croccantezza e nutrimento al piatto.

Se trovi questa ricetta irresistibile, taggami su Instagram o Tiktok @ADSTHENICS e condividi le tue creazioni deliziose!

Polpettine di Tacchino con Salsa Yogurt

 20 min

 1

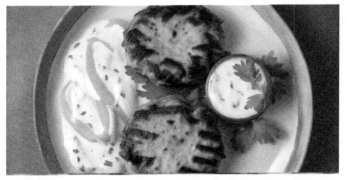

INGREDIENTI

Ingredienti per le polpettine:
- 100 g di carne macinata di tacchino
- 1 cucchiaio di pangrattato integrale
- 1/2 cucchiaino di paprika
- Sale e pepe q.b.

Ingredienti per la salsa di yogurt:
- 100 g di yogurt magro
- 1 spicchio d'aglio tritato
- Erbe aromatiche a piacere (es. prezzemolo, basilico, timo)
- Sale e pepe q.b.

NUTRIZIONE

Calorie: 250 kcal
Carboidrati: 10 g
Proteine: 25 g
Grassi: 12 g
Zuccheri: 3 g

INDICAZIONI

- In una ciotola, unisci la carne macinata di tacchino con il pangrattato, la paprika, il sale e il pepe. Mescola bene fino a ottenere un impasto omogeneo.
- Prendi una piccola quantità di impasto e forma delle polpettine rotonde. Ripeti fino a esaurire l'impasto.
- Scalda una padella antiaderente leggermente unta con olio d'oliva.
- Cuoci le polpettine a fuoco medio fino a quando sono ben cotte e dorate su tutti i lati. Assicurati che siano cotte completamente all'interno.
- Nel frattempo, prepara la salsa di yogurt. In una ciotola, mescola lo yogurt magro con l'aglio tritato e le erbe aromatiche. Aggiusta il sapore con sale e pepe a piacere.
- Servi le polpettine di tacchino calde con la salsa di yogurt a parte.

Insalata di Patate e Uova

 15 min   1

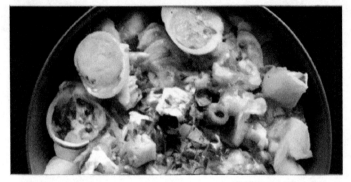

INGREDIENTI

- 100 g di patate novelle bollite e tagliate a cubetti
- 2 uova sode tagliate a spicchi
- 1 cipolla rossa tritata
- 1 cucchiaio di senape
- Sale e pepe q.b.

INDICAZIONI

- In una ciotola grande, unisci le patate novelle bollite e tagliate a cubetti con gli spicchi di uova sode.
- Aggiungi la cipolla rossa tritata e la senape alla ciotola. Mescola delicatamente tutti gli ingredienti in modo che la senape si distribuisca uniformemente.
- Condisci con sale e pepe a piacere e mescola nuovamente.
- L'insalata di patate e uova è pronta per essere gustata!

NUTRIZIONE

Calorie: 220 kcal
Carboidrati: 20 g
Proteine: 10 g
Grassi: 10 g

Se trovi questa ricetta irresistibile, taggami su Instagram o Tiktok @ADSTHENICS e condividi le tue creazioni deliziose!

Spiedini di Pollo e Verdure

 20 min

 1

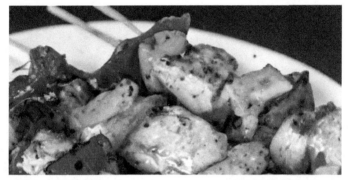

INGREDIENTI

- 120 g di petto di pollo a cubetti
- 50 g di peperoni e cipolle a cubetti
- 1 cucchiaio di olio d'oliva
- Spezie a piacere (paprika, curcuma, cumino)
- pizzico di Sale e pepe

INDICAZIONI

- In una ciotola, unisci i cubetti di petto di pollo con i peperoni e le cipolle a cubetti.
- Aggiungi il cucchiaio di olio d'oliva sopra gli ingredienti e mescola bene per distribuire uniformemente l'olio.
- Aggiungi le spezie a piacere (ad esempio paprika, curcuma, cumino) insieme a sale e pepe a piacere. Puoi regolare la quantità di spezie in base ai tuoi gusti personali.
- Infila i cubetti di pollo e le verdure alternandoli su degli spiedini.
- Scalda una griglia o una padella antiaderente e cuoci gli spiedini a fuoco medio-alto, girandoli di tanto in tanto, finché il pollo è cotto e le verdure sono tenere ma ancora croccanti.

NUTRIZIONE

Calorie: 250 kcal
Carboidrati: 5 g
Proteine: 25 g
Grassi: 15 g
Zuccheri: 2 g

Se trovi questa ricetta irresistibile, taggami su Instagram o Tiktok @ADSTHENICS e condividi le tue creazioni deliziose!

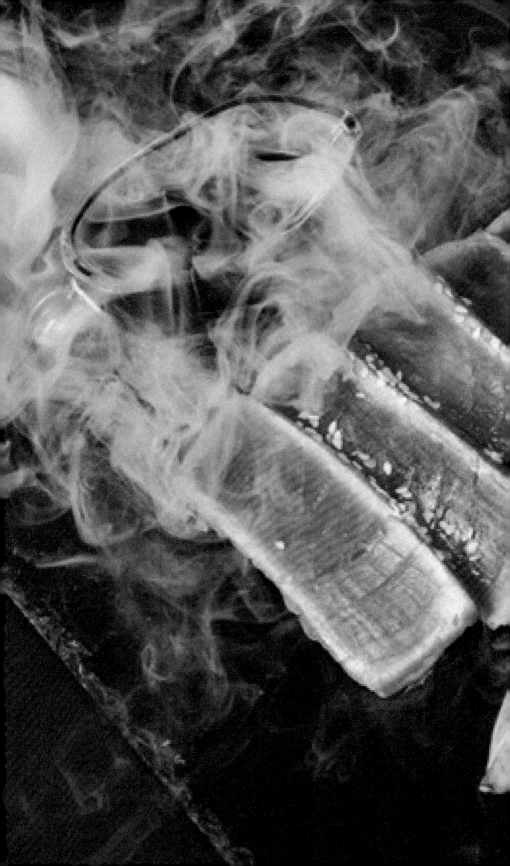

CENA

Filetto di pesce al limone

🕐 15 min   2

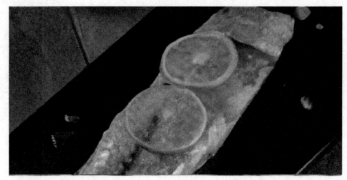

INGREDIENTI

- 2 filetti di pesce , come tilapia, salmone o il tuo pesce preferito
- 1 cucchiaio di olio extravergine di oliva
- 1 limone medio
- pizzico di pepe nero
- pizzico di sale

NUTRIZIONE

Calorie: 208 kcal
Grasso: 11 g
Proteine: 21 g
Carboidrati: 2 g

INDICAZIONI

- Asciugare i filetti di pesce con della carta assorbente e lasciarli riposare a temperatura ambiente per 10 minuti.
- Metti una bistecchiera sul fornello, preriscaldala a fuoco medio-alto.
- Tagliate a metà il limone e mettetene da parte una metà.
- Taglia la metà rimanente e l'altro limone a fette sottili (dovresti avere da 6 a 8 fette di limone).
- In una piccola ciotola, spremere il succo dalla metà di limone riservata e aggiungere l'olio.
- Spennellare entrambi i lati dei filetti di pesce con la miscela di olio e cospargere uniformemente con pepe nero e sale.
- Posizionare con cura le fette di limone sulla griglia o sulla bistecchiera, disponendole a forma di filetto di pesce, e ripetere con le fette rimanenti.
- Adagiare i filetti di pesce direttamente sopra le fette di limone e grigliare con il coperchio chiuso (o coprire con un coperchio grande o un foglio di alluminio se si utilizza una bistecchiera).
- Cuocere il pesce per circa 3 minuti su ciascun lato o fino a quando non inizia a sfaldarsi facilmente quando viene premuto delicatamente con una forchetta.
- Rimuovere il pesce e le fette di limone dalla griglia. Spremi la metà di limone rimanente sul pesce cotto per insaporirlo in più.
- Servite subito il Filetto di Pesce ai Limoni

Se trovi questa ricetta irresistibile, taggami su Instagram o Tiktok @ADSTHENICS e condividi le tue creazioni deliziose!

Pollo Rosmarino e Limone

 25 min

 2

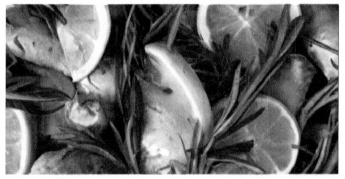

INGREDIENTI

- 340g di pollo
- ½ cucchiaio di olio d'oliva
- 2 rametti di rosmarino, fresco
- ½ limone fresco, tagliato a spicchi
- sale a piacere

INDICAZIONI

- In una ciotola, mescolare il pollo, l'olio e le foglie di rosmarino spezzetate.
- Preriscalda il forno a 180C.
- Inserire il pollo marinato in una casseruola ungendola leggermente e cuocere per 6 minuti.
- Versare il composto rimasto nella ciotola sul pollo, quindi adagiarvi sopra gli spicchi di limone. Continuare la cottura per altri 14 minuti, girando il pollo a metà cottura.
- Servire il pollo accompagnato da un contorno di verdure.

NUTRIZIONE

Calorie: 285 kcal
Carboidrati: 8,2 g
Grasso: 10,3 g
Proteine: 14,2 g

Se trovi questa ricetta irresistibile, taggami su Instagram o Tiktok @ADSTHENICS e condividi le tue creazioni deliziose!

ASTHENICS - ANDREA DIOTALLEVI

Tagliata di Manzo e Verdure

 15 min   1

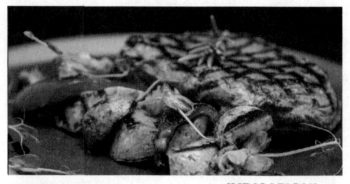

INGREDIENTI

- 150g di bistecca di manzo magra
- 1 zucchina
- 1 peperone
- 1 cucchiaio di olio extravergine di oliva
- Sale e pepe q.b.
- Succo di limone
- Erbe aromatiche a piacere (es. rosmarino, timo)

NUTRIZIONE

Calorie: 300 kcal
Carboidrati: 10g
Proteine: 35g
Grassi: 15g

INDICAZIONI

- Scaldate una padella antiaderente a fuoco medio-alto.
- Nel frattempo, tagliate la zucchina e il peperone a fette sottili.
- Spennellate la bistecca di manzo con un po' di olio d'oliva e condite con sale, pepe e le erbe aromatiche scelte.
- Quando la padella è ben calda, posizionate la bistecca e cuocetela per 3-4 minuti su ogni lato, a seconda dello spessore della carne e del grado di cottura desiderato.
- Mentre la bistecca cuoce, in una seconda padella o nella stessa padella se abbastanza grande, cuocete le fette di zucchina e peperone per circa 3-4 minuti fino a renderli teneri ma ancora croccanti. Condite con sale e pepe a piacere.
- Una volta cotta la bistecca, toglietela dalla padella e lasciatela riposare per qualche minuto.
- Tagliate la bistecca di manzo a fette sottili.
- Disponete le fette di bistecca sulla base del piatto.
- Aggiungete le fette di zucchina e peperone intorno alla carne.
- Spremete un po' di succo di limone sopra la bistecca e le verdure.

Se trovi questa ricetta irresistibile, taggami su Instagram o Tiktok @ADSTHENICS e condividi le tue creazioni deliziose!

Salmone al Limone con Spinaci

 20 min   1

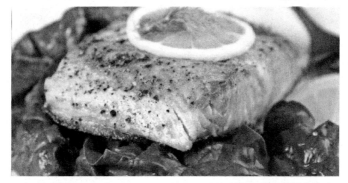

INGREDIENTI

- 120 g di filetto di salmone
- Succo di mezzo limone
- 100 g di spinaci freschi
- 1 cucchiaio di olio d'oliva
- Sale e pepe q.b.

NUTRIZIONE

Calorie: 300 kcal
Carboidrati: 3 g
Proteine: 25 g
Grassi: 20 g
Zuccheri: 1 g

INDICAZIONI

- Pre-riscalda il forno a 200°C.
- Posiziona il filetto di salmone su un foglio di carta da forno o alluminio.
- Spremi il succo di mezzo limone sul filetto di salmone, assicurandoti di distribuirlo uniformemente.
- Aggiusta il sapore con sale e pepe a piacere sul salmone.
- Chiudi il foglio di carta da forno o alluminio intorno al salmone, formando un pacchetto.
- Cuoci il salmone nel forno preriscaldato per circa 12-15 minuti o finché il pesce si sbriciola facilmente con una forchetta e ha raggiunto una consistenza morbida e succosa.
- Nel frattempo, in una padella, scalda il cucchiaio di olio d'oliva a fuoco medio.
- Aggiungi gli spinaci freschi nella padella e cuoci fino a quando si appassiscono e si riducono di volume.
- Aggiusta il sapore degli spinaci con sale e pepe a piacere.
- Servi il salmone al limone su un letto di spinaci cotti.

Se trovi questa ricetta irresistibile, taggami su Instagram o Tiktok @ADSTHENICS e condividi le tue creazioni deliziose!

Pollo alle Erbe con Patate

 25 min   1

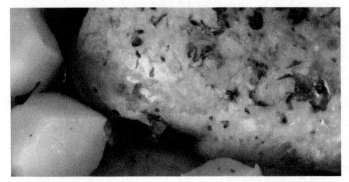

INGREDIENTI

- 120 g di petto di pollo
- 50 g di patate tagliate a fette
- 1 cucchiaio di olio d'oliva
- Erbe aromatiche a piacere (rosmarino, timo, prezzemolo)
- Sale e pepe q.b.

INDICAZIONI

- Pre-riscalda il forno a 200°C.
- Disponi le fette di patate su una teglia da forno leggermente unta con olio d'oliva. Aggiusta il sapore con sale e pepe a piacere.
- Infila il petto di pollo nella teglia con le patate.
- Spennella il petto di pollo con un cucchiaio di olio d'oliva e aggiusta il sapore con sale e pepe a piacere.
- Cospargi le erbe aromatiche a piacere (rosmarino, timo, prezzemolo) sul pollo e sulle patate. Puoi utilizzare erbe secche o fresche, a seconda delle tue preferenze.
- Cuoci nel forno preriscaldato per circa 15-20 minuti o finché il pollo è completamente cotto e le patate sono morbide.
- Il pollo alle erbe con patate è pronto per essere gustato! Puoi servirlo con una porzione di verdure cotte a vapore per un pasto completo.

NUTRIZIONE

Calorie: 300 kcal
Carboidrati: 20 g
Proteine: 25 g
Grassi: 12 g
Zuccheri: 4 g

Se trovi questa ricetta irresistibile, taggami su Instagram o Tiktok @ADSTHENICS e condividi le tue creazioni deliziose!

Spaghetti integrali ai gamberi e pomodoro

 20 min   **2**

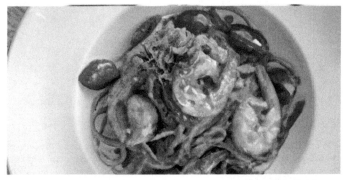

INGREDIENTI

- 200 g di pomodori pelati in scatola
- 1 spicchio d'aglio tritato
- 200 g di gamberi, sgusciati e sgranati
- 160 g di spaghetti integrali
- Sale q.b.
- 1 cucchiaino di olio d'oliva

NUTRIZIONE

Calorie: 320 kcal
Carboidrati: 45 g
Proteine: 25 g
Grassi: 5 g

INDICAZIONI

- In una padella capiente, fai soffriggere l'aglio tritato con l'olio d'oliva a fuoco medio.
- Aggiungi i pomodori pelati e un pizzico di sale. Lascia cuocere per 8 minuti.
- Nel frattempo, cuoci gli spaghetti integrali secondo le indicazioni sulla confezione.
- Aggiungi i gamberi alla salsa di pomodoro e cuoci per altri 10 minuti, o fino a quando i gamberi non sono più trasparenti.
- Scola gli spaghetti e versali nella padella con la salsa e i gamberi. Mescola per amalgamare.
- Servi caldo.

Insalata di Fagioli e Tonno

 10 min 1

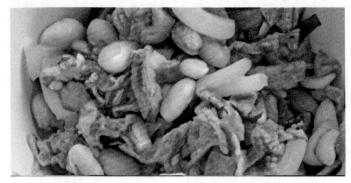

INGREDIENTI

- 100 g di fagioli cannellini cotti
- 50 g di tonno sott'olio sgocciolato
- 30 g di cipolla rossa a cubetti
- 1 cucchiaio di olio d'oliva
- Succo di limone, sale e pepe q.b.

INDICAZIONI

- In una ciotola, unisci i fagioli cannellini cotti con il tonno sott'olio sgocciolato.
- Aggiungi la cipolla rossa a cubetti nella ciotola.
- Condisci con un cucchiaio di olio d'oliva, succo di limone, sale e pepe a piacere. Mescola bene tutti gli ingredienti in modo che la cipolla si distribuisca uniformemente.
- L'insalata di fagioli e tonno è pronta per essere gustata! Puoi servirla così com'è o accompagnata con una fetta di pane integrale per un pasto leggero ma nutriente.

NUTRIZIONE

Calorie: 250 kcal
Carboidrati: 20 g
Proteine: 20 g
Grassi: 10 g

Petti di Pollo Ripieni di Spinaci

 25 min

 1

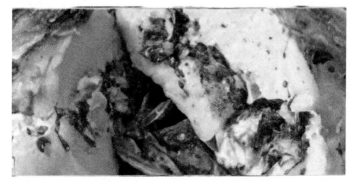

INGREDIENTI

- 120 g di petto di pollo
- 50 g di spinaci freschi
- 30 g di formaggio light a fette (ad esempio formaggio light tipo svizzero o feta)
- 1 cucchiaio di olio d'oliva
- Sale e pepe q.b.

NUTRIZIONE

Calorie: 300 kcal
Carboidrati: 5 g
Proteine: 30 g
Grassi: 15 g

INDICAZIONI

- Pre-riscalda il forno a 200°C.
- Prima di tutto, prepara il petto di pollo facendo un taglio lungo sulla parte laterale del petto senza arrivare fino alla fine, in modo da poterlo aprire a libro.
- Disponi i petti di pollo aperti su una superficie pulita.
- In una padella, scalda il cucchiaio di olio d'oliva a fuoco medio.
- Aggiungi gli spinaci freschi nella padella e cuoci fino a quando si appassiscono e si riducono di volume.
- Distribuisci gli spinaci cotti uniformemente sui petti di pollo aperti.
- Aggiungi le fette di formaggio light sopra gli spinaci.
- Chiudi i petti di pollo ripieni ripiegandoli su se stessi.
- Spennella un po' di olio d'oliva sopra i petti di pollo ripieni e aggiusta il sapore con sale e pepe a piacere.
- Cuoci i petti di pollo nel forno preriscaldato per circa 15-18 minuti o finché il pollo è completamente cotto e il formaggio è fuso.
- I petti di pollo ripieni di spinaci sono pronti per essere gustati!

Salmone alla Griglia con Asparagi

 15 min
 1

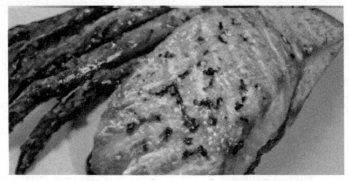

INGREDIENTI

- 120 g di filetto di salmone
- 100 g di asparagi
- 1 cucchiaio di olio d'oliva
- Succo di limone, sale e pepe q.b.

NUTRIZIONE

Calorie: 300 kcal
Carboidrati: 5 g
Proteine: 25 g
Grassi: 20 g

INDICAZIONI

- Pre-riscalda la griglia o una padella antiaderente.
- Lavare e pulire gli asparagi, tagliando la parte legnosa del gambo.
- Condire il salmone con olio d'oliva, succo di limone, sale e pepe a piacere. Assicurati che il condimento si distribuisca uniformemente su entrambi i lati del salmone.
- Disponi i filetti di salmone e gli asparagi sulla griglia o nella padella antiaderente.
- Cuoci a fuoco medio-alto per circa 4-5 minuti per lato, o fino a quando il salmone è ben cotto e gli asparagi sono teneri ma ancora croccanti.
- Puoi spennellare un po' di olio d'oliva extra sui filetti di salmone durante la cottura, se lo desideri, per mantenerli succosi.
- Il salmone alla griglia con asparagi è pronto per essere gustato!

Se trovi questa ricetta irresistibile, taggami su Instagram o Tiktok @ADSTHENICS e condividi le tue creazioni deliziose!

Insalata di Avocado e Ceci

 8 min   1

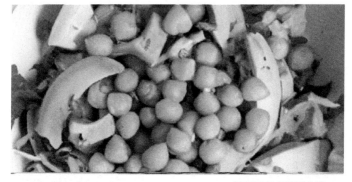

INGREDIENTI

- 1 avocado maturo tagliato a fette
- 100 g di ceci cotti
- 30 g di peperoni a cubetti
- 1 cucchiaio di olio d'oliva
- Succo di limone, sale e pepe q.b.

INDICAZIONI

- In una ciotola, unisci l'avocado maturo tagliato a cubetti con i ceci cotti e i peperoni a cubetti.
- Condisci l'insalata con un cucchiaio di olio d'oliva e il succo di limone. Mescola bene tutti gli ingredienti in modo che il condimento si distribuisca uniformemente.
- Aggiusta il sapore con sale e pepe a piacere.
- L'insalata di avocado e ceci è pronta per essere gustata!

NUTRIZIONE

Calorie: 300 kcal
Carboidrati: 20 g
Proteine: 8 g
Grassi: 20 g

Se trovi questa ricetta irresistibile, taggami su Instagram o Tiktok @ADSTHENICS e condividi le tue creazioni deliziose!

Tagliata di Tonno e Verdure

 18 min   1

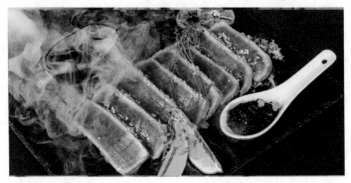

INGREDIENTI

- 150g di filetto di tonno fresco
- 1 zucchina
- 1 peperone
- 1 cucchiaio di olio extravergine di oliva
- Sale e pepe q.b.
- Succo di limone
- Erbe aromatiche a piacere (es. timo, rosmarino)

NUTRIZIONE

Calorie: 300 kcal
Carboidrati: 10g
Proteine: 35g
Grassi: 15g

INDICAZIONI

- Scaldate una padella antiaderente a fuoco medio-alto.
- Mentre la padella si riscalda, tagliate la zucchina e il peperone a fette sottili.
- Spennellate entrambi i lati del filetto di tonno con un po' di olio d'oliva e condite con sale, pepe e le erbe aromatiche scelte.
- Quando la padella è ben calda, posizionate il tonno e cuocetelo per 2-3 minuti su ogni lato, a seconda dello spessore del tonno e del grado di cottura desiderato. Il tonno dovrebbe rimanere rosato all'interno.
- Mentre il tonno cuoce, in una seconda padella o nella stessa padella se sufficientemente grande, cuocete le fette di zucchina e peperone per circa 3-4 minuti fino a quando sono teneri ma ancora croccanti. Aggiungete sale e pepe a piacere.
- Una volta cotto il tonno, toglietelo dalla padella e lasciatelo riposare per un attimo.
- Tagliate il tonno a fette sottili.
- Disponete le fette di tonno sulla base del piatto.
- Aggiungete le fette di zucchina e peperone intorno al tonno.
- Spremete un po' di succo di limone sopra il tonno e le verdure.

Pollo al Curry con Zucchine

 20 min

 1

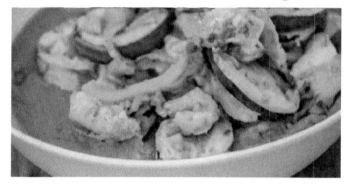

INGREDIENTI

- 120 g di petto di pollo a pezzetti
- 50 g di zucchine tagliate a rondelle
- 1 cucchiaio di olio
- 1 cucchiaio di polvere di curry
- Sale e pepe q.b.

NUTRIZIONE

Calorie: 250 kcal
Carboidrati: 5 g
Proteine: 25 g
Grassi: 15 g

INDICAZIONI

- In una padella antiaderente, scalda il cucchiaio di olio a fuoco medio.
- Aggiungi i pezzetti di petto di pollo nella padella e cuoci finché sono dorati.
- Aggiungi le rondelle di zucchine nella padella con il pollo e continua a cuocere fino a quando le zucchine sono tenere ma ancora croccanti.
- Aggiusta il sapore con sale e pepe a piacere.
- Cospargi la polvere di curry sopra il pollo e le zucchine e mescola bene in modo che tutti gli ingredienti siano ben conditi.
- Lascia cuocere il tutto insieme per un paio di minuti, in modo che i sapori del curry si amalgamino con il pollo e le zucchine.
- Il pollo al curry con zucchine è pronto per essere gustato!

Se trovi questa ricetta irresistibile, taggami su Instagram o Tiktok @ADSTHENICS e condividi le tue creazioni deliziose!

Salmone Al Forno Con Porro e Finocchio

 30 min   2

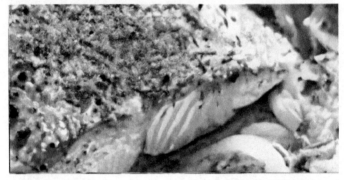

INGREDIENTI

- 1 cucchiaio di olio d'oliva
- 1 finocchio, affettato sottile
- 4 filetti di salmone da 100g ognuno.
- 1 porro, solo la parte bianca, affettato sottile
- 30 ml di brodo vegetale o acqua
- 1 rametto di rosmarino fresco
- 1 cucchiaino di sale
- Pizzico di Pepe nero

NUTRIZIONE

Calorie 290 kcal
Grassi 16 g
Carboidrati 10 g
Proteine 24 g

INDICAZIONI

- Preriscaldare il forno a 190°C,.
- Aggiungi 1 cucchiaio di olio d'oliva in una teglia poco profonda.
- Aggiungere il porro e il finocchio. Mescolare per ricoprire con l'olio.
- Adagiare i filetti di salmone sulle verdure e spolverare con pepe nero e sale.
- Versare il brodo vegetale e aggiungere il rametto di rosmarino. Coprire bene con un foglio di alluminio.
- Metti questa teglia nel forno e cuoci per quasi 20 minuti fino a quando il salmone è cotto.
- Rimuovi e getta via il rametto di rosmarino.
- Servire.

Se trovi questa ricetta irresistibile, taggami su Instagram o Tiktok @ADSTHENICS e condividi le tue creazioni deliziose!

Burger di Pollo con Insalata

 15 min   1

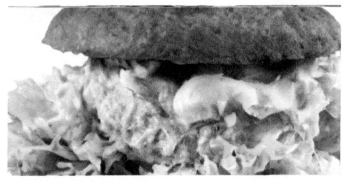

INGREDIENTI

- 100 g di carne macinata di pollo
- 1 uovo
- 1 cucchiaio di pangrattato integrale
- Lattuga, pomodoro e cipolla per l'insalata
- Sale e pepe q.b.
- 2 fette di pane di segale

NUTRIZIONE

Calorie: 410 kcal
Carboidrati: 40 g
Proteine: 34 g
Grassi: 13 g

INDICAZIONI

- In una ciotola, mescola la carne macinata di pollo con l'uovo e il cucchiaio di pangrattato integrale. Assicurati che tutti gli ingredienti siano ben combinati.
- Aggiusta il sapore con sale e pepe a piacere.
- Forma la carne macinata di pollo in un burger, facendo una forma rotonda e appiattendo leggermente.
- In una padella antiaderente, riscalda un filo di olio d'oliva a fuoco medio.
- Cuoci il burger di pollo nella padella per circa 4-5 minuti per lato, o finché è ben cotto e ha raggiunto una consistenza dorata e succosa.
- Nel frattempo, prepara l'insalata tagliando la lattuga, i pomodori e la cipolla a fette o cubetti, a seconda delle tue preferenze.
- Puoi aggiungere un po' di olio d'oliva, succo di limone, sale e pepe all'insalata per condirla a piacere.
- Una volta che il burger di pollo è cotto,componi il panino insieme all'insalata e verdure.
- Il burger di pollo con insalata è pronto per essere gustato!

Salmone arrosto

 30 min

 2

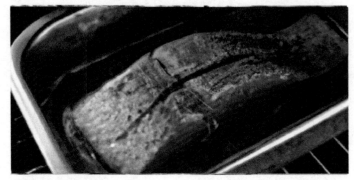

INGREDIENTI

- 2 pezzi di salmone 450 g
- 2 cucchiaini di olio d'oliva
- erba cipollina
- foglie di dragoncello

NUTRIZIONE

Calorie 260 kcal
Grassi 14 g
Carboidrati 13 g
Proteine 28 g

INDICAZIONI

- Imposta il forno a 200 ° C. Prepara la teglia rivestendola con un foglio prima di iniziare, quindi mettila da parte per dopo.
- Strofinare il salmone con l'olio. Cuocere con la pelle rivolta verso il basso su una teglia foderata di alluminio fino a quando il pesce è cotto e si sfalda facilmente, circa 12 minuti. Dopo 10 minuti controllate se il pesce è pronto con la prova con una forchetta; in caso contrario, continuare a cuocere per altri 2 minuti.
- Dopo aver girato il salmone con la pelle rivolta verso il basso, sollevare il pesce con una spatola di metallo e trasferirlo su un piatto da portata. Scartare la pelle. Cospargere il salmone con erbe aromatiche, come aneto, erba cipollina, foglie di dragoncello o prezzemolo e servire.

Se trovi questa ricetta irresistibile, taggami su Instagram o Tiktok @ADSTHENICS e condividi le tue creazioni deliziose!

Spiedini Di Manzo Piccanti

 20 min   2

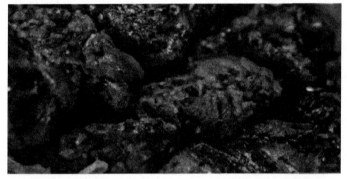

INGREDIENTI

- 340 g di carne di manzo macinata
- 2 cucchiai di succo di limone fresco
- 2 spicchi d'aglio, tritati
- Sale a piacere
- Pepe a piacere
- 8 spiedini di legno, ammollati in acqua per 30 minuti

NUTRIZIONE

Calorie: 219 kcal
Proteine: 23 g
Carboidrati: 3 g
Grasso: 12 g
Sodio: 53 mg

INDICAZIONI

- In una terrina unisci la carne di manzo, il succo di limone, l'aglio, il sale e il pepe. Mescola bene fino a quando tutti gli ingredienti sono combinati.
- Forma delle salsicce con il composto di carne e infilale negli spiedini. Se il composto risulta troppo friabile, aggiungi un cucchiaio di acqua alla volta fino a quando non si tiene bene insieme. Metti in frigo le salsicce di carne sugli spiedini fino al momento della cottura.
- Preriscalda la griglia a media temperatura e metti gli spiedini sulla griglia e cuocili per 5 minuti su ciascun lato.
- Servi gli spiedini di manzo come sono o con un condimento a scelta.

Salmone in Crosta di Mandorle con Broccoli

 20 min

 1

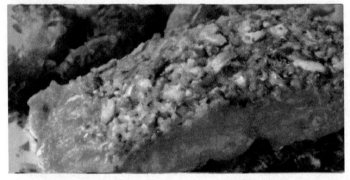

INGREDIENTI

- 120 g di filetto di salmone
- 1 cucchiaio di mandorle tritate
- 1 cucchiaio di olio d'oliva
- Succo di limone, sale e pepe q.b.

NUTRIZIONE

Calorie: circa 300 kcal
Carboidrati: 2 g
Proteine: 25 g
Grassi: 20 g

INDICAZIONI

- Pre-riscalda il forno a 200°C.
- In una padella antiaderente, tosta le mandorle tritate a fuoco medio fino a quando sono leggermente dorati. Lasciale raffreddare.
- Spennella il filetto di salmone con un cucchiaio di olio d'oliva su entrambi i lati.
- Pressa le mandorle tostate sulla superficie del salmone per formare una crosta croccante.
- Adagia il salmone in crosta di mandorle su una teglia da forno rivestita con carta da forno.
- Spremi un po' di succo di limone sopra il salmone e condiscilo con sale e pepe a piacere.
- Cuoci il salmone nel forno preriscaldato per circa 12-15 minuti o finché il pesce è cotto e la crosta di mandorle risulta dorata e croccante.
- Nel frattempo, cuoci i broccoli a vapore fino a quando sono teneri ma ancora croccanti.
- Servi il salmone in crosta di mandorle con i broccoli cotti a vapore sul lato.

Zucchine Grattugiate E Pomodori Ripieni Di Uova

 35 min   2

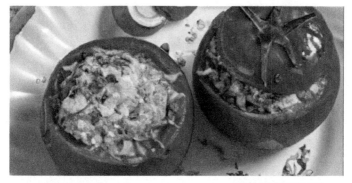

INGREDIENTI

- 1 cucchiaio di olio d'oliva
- 1 zucchina piccola, grattugiata
- 6 pomodori, l'interno scavato
- 6 uova
- 1 cucchiaio Sale e pepe nero a piacere

INDICAZIONI

- Metti i pomodori su una teglia unta.
- Preriscalda il forno a 180 C.
- In una ciotola mescola i pezzettini di zucchine con olio d'oliva, sale e pepe.
- Dividete il composto tra i pomodorini e rompete un uovo su ognuno e riguarnite.
- Cuocere per 20-25 minuti.
- Servire caldo.

NUTRIZIONE

Calorie: 150 kcal
Grasso: 9,1 g
Carboidrati: 5,2 g
Proteine: 11,8 g

Se trovi questa ricetta irresistibile, taggami su Instagram o Tiktok @ADSTHENICS e condividi le tue creazioni deliziose!

101

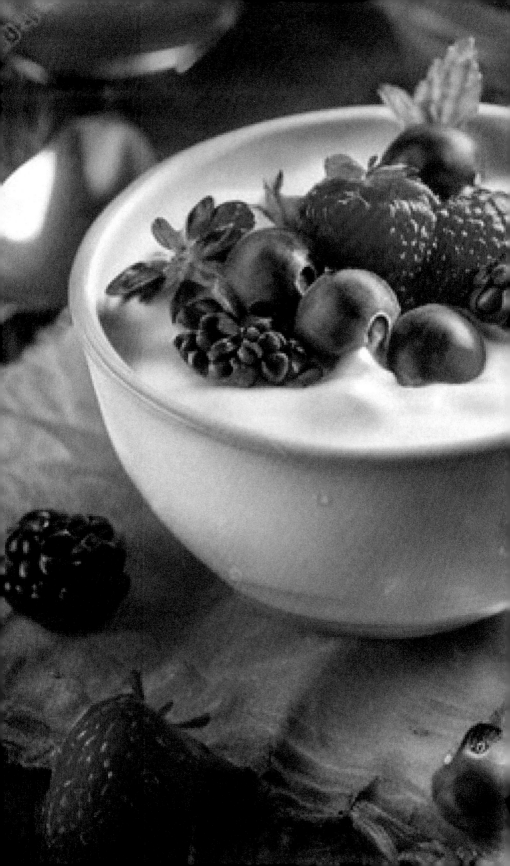

SNACK

Crostini di Prosciutto con Pesto

 5 min   3

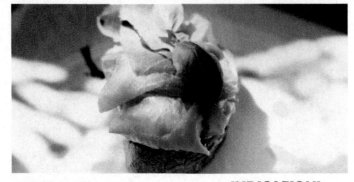

INGREDIENTI

- 2 fette di pane (non a lievitazione naturale)
- 6 cucchiaini di pesto
- 6 pomodorini
- 6 fette di Prosciutto di Parma
- Erba cipollina fresca tritata, per guarnire

INDICAZIONI

- Tostare il pane e tagliare ogni fetta in 3 fettine per ottenere 6 crostini.
- Distribuire mezzo cucchiaino di pesto su ogni quadrato di toast.
- Tagliare a fette i pomodorini e adagiare 1 o 2 su ogni crostino.
- Tagliare ogni fetta di Prosciutto di Parma a metà nel senso della lunghezza e arrotolarle a forma di rosetta.
- Adagiare su ogni crostino il prosciutto di Parma arrotolato.
- Spargere l'erba cipollina tritata.

NUTRIZIONE

Calorie: 148 kcal
Carboidrati: 16 g
Grassi: 6 g
Proteine: 7 g

Se trovi questa ricetta irresistibile, taggami su Instagram o Tiktok @ADSTHENICS e condividi le tue creazioni deliziose!

Porridge al Cioccolato Fit

 15 min   2

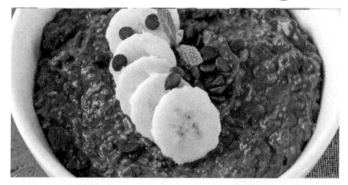

INGREDIENTI

- 1 tazza di fiocchi d'avena
- 500 ml di latte di mandorla (o altro latte vegetale a scelta)
- 25 g di cioccolato fondente 75%, tritato
- 1 cucchiaio di cacao in polvere
- 1 banana matura, schiacciata
- Un pizzico di sale
- Frutta fresca e noci per guarnire (es. banane a fette, fragole, noci)

NUTRIZIONE

Calorie: 300 kcal
Grassi: 9 g
Carboidrati: 47 g
Fibre: 8 g
Proteine: 8 g

INDICAZIONI

- In una pentola, unisci i fiocchi d'avena, il cacao in polvere e il cioccolato fondente tritato. Aggiungi il latte di mandorla e mescola bene.
- Accendi il fornello a fuoco medio e porta il composto a ebollizione, quindi riduci la fiamma a bassa intensità.
- Continua a mescolare il porridge finché non raggiunge la consistenza desiderata, di solito ci vorranno circa 3-5 minuti. Se necessario, aggiungi un po' più di latte se vuoi una consistenza più liquida.
- Togli la pentola dal fuoco e incorpora la banana schiacciata e un pizzico di sale. Mescola tutto accuratamente.
- Versa il porridge al cioccolato in ciotole individuali.
- Guarnisci con fette di banana, fragole fresche e qualche noce tritata.
- Servi il porridge al cioccolato fit ancora caldo

Avotoast con Salmone Affumicato

 10 min   2

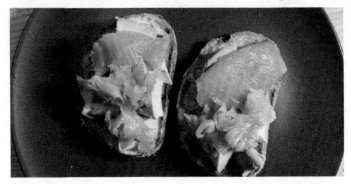

INGREDIENTI

- 2 fette di pane integrale
- 1 avocado maturo
- Succo di mezzo limone
- Sale e pepe nero q.b.
- 100 g di salmone affumicato
- Erba cipollina fresca (opzionale)

NUTRIZIONE

Calorie: 80 kcal
Grassi: 16 g
Carboidrati: 24 g
Fibre: 9 g
Proteine: 14 g

INDICAZIONI

- Tosta le fette di pane integrale finché sono croccanti.
- Nel frattempo, taglia l'avocado a metà, rimuovi il nocciolo e preleva la polpa con un cucchiaio. Schiaccia la polpa di avocado in una ciotola usando una forchetta.
- Aggiungi il succo di limone all'avocado schiacciato e mescola bene per evitare che si ossidi.
- Aggiusta il condimento con sale e pepe nero a tuo gusto.
- Distribuisci la crema di avocado sulle fette di pane tostato.
- Adagia il salmone affumicato sopra la crema di avocado, creando uno strato uniforme.
- Se desideri, spolvera un po' di erba cipollina fresca tagliata sopra il salmone per un tocco di freschezza.
- Servi gli avotoast con salmone affumicato immediatamente come deliziosa colazione o spuntino leggero.

Mix di Frutta Secca e Semi

 5 min

 1

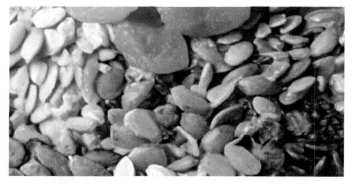

INGREDIENTI

- 30 g di mandorle
- 30 g di noci
- 30 g di nocciole
- 30 g di semi di zucca

INDICAZIONI

- In una ciotola, mescola le mandorle, le noci, le nocciole e i semi di zucca.
- Mescola bene tutti gli ingredienti in modo che siano ben distribuiti.
- Trasferisci il mix di frutta secca e semi in un contenitore ermetico per conservarli al meglio.
- Il mix di frutta secca e semi è pronto per essere gustato!

NUTRIZIONE

Calorie: 200 kcal
Carboidrati: 6 g
Proteine: 6 g
Grassi: 17 g
Zuccheri: 1 g

Se trovi questa ricetta irresistibile, taggami su Instagram o Tiktok @AOSTHENICS e condividi le tue creazioni deliziose!

Bruschetta con Avocado e Pomodori

 10 min

 3

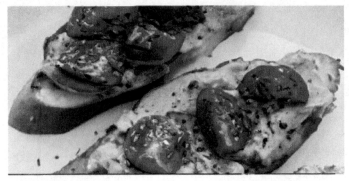

INGREDIENTI

- 1 cucchiaio di olio d'oliva
- 1 baguette, a fette
- 1 avocado, tritato
- 2 cucchiai di succo di limone
- 8 pomodorini, tagliati
- 30 g di cipolla rossa, tagliata fine
- origano
- Sale e pepe nero a piacere

INDICAZIONI

- Disporre le fette di pane su una teglia imburrata e condire con olio d'oliva. Preriscaldare il forno a 180°C. Cuocere fino a doratura, circa 6-8 minuti.
- Schiacciare l'avocado in una ciotola con succo di limone, sale e pepe. Mescolare la cipolla rossa e l'origano.
- Distribuire il composto di avocado su ogni fetta di pane tostato e guarnire con i pomodorini tagliati.
- Servire le bruschette all'avocado e pomodori.

NUTRIZIONE

Calorie: 341 kcal
Grassi: 10 g
Carboidrati: 31 g
Proteine: 3 g

Se trovi questa ricetta irresistibile, taggami su Instagram o Tiktok @ADSTHENICS e condividi le tue creazioni deliziose!

Yogurt Greco con Frutti di Bosco

 5 min   1

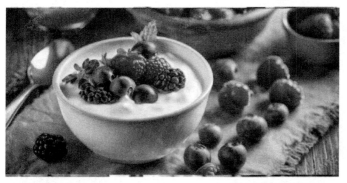

INGREDIENTI

- 150 g di yogurt greco magro
- 50 g di frutti di bosco freschi o surgelati (fragole, mirtilli, lamponi, more, ecc.)

INDICAZIONI

- In una ciotola, metti lo yogurt greco magro.
- Aggiungi i frutti di bosco freschi o surgelati sopra lo yogurt greco.
- Puoi anche mescolare i frutti di bosco nello yogurt per distribuirli uniformemente.
- Lo yogurt greco con frutti di bosco è pronto per essere gustato! Puoi servirlo come colazione nutriente o come spuntino salutare durante il giorno.

NUTRIZIONE

Calorie: 100 kcal
Carboidrati: 10 g
Proteine: 12 g
Grassi: 2 g

Se trovi questa ricetta irresistibile, taggami su Instagram o Tiktok @AOSTHENICS e condividi le tue creazioni deliziose!

109

Patatine Croccanti Di Carote

 25 min   2

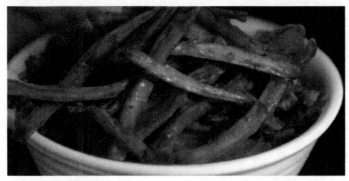

INGREDIENTI

- 3 carote grandi, sbucciate e tagliate a forma di patatine fritte
- spolverata di paprika
- spolverata di cipolla in polvere
- 30 ml di olio d'oliva
- spolverata di aglio in polvere
- 15 g di pepe
- 15 g di sale

INDICAZIONI

- Preriscalda il forno o la friggitrice ad aria a 175°C
- In una terrina, mescola le patatine fritte di carote con gli ingredienti rimanenti fino a quando saranno ben ricoperte.
- Aggiungi le carote nel cestello della friggitrice ad aria o in forno e cuoci per 15-20 minuti, mescolando a metà cottura.
- Servi e gustati le patatine fritte di carote.

NUTRIZIONE

Calorie: 87 kcal
Grassi: 7,1 g
Carboidrati: 6,3 g
Proteine: 0,7 g

Se trovi questa ricetta irresistibile, taggami su Instagram o Tiktok @ADSTHENICS e condividi le tue creazioni deliziose!

Guacamole

 10 min 2

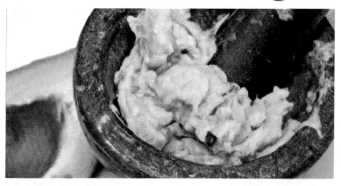

INGREDIENTI

- 1 avocado maturo, schiacciato
- Succo di 1/2 lime
- 30 g di cipolla rossa tritata finemente
- 30 g di basilico fresco tritato
- 1 spicchio d'aglio, tritato
- pizzico di sale

INDICAZIONI

- In una ciotola media, unisci l'avocado schiacciato, il succo di lime, la cipolla rossa, il basilico, l'aglio e il sale.
- Mescola bene fino a quando tutti gli ingredienti sono ben incorporati.

NUTRIZIONE

Calorie: 143 kcal
Grassi totali: 9 g
Carboidrati: 15 g
Proteine: 2 g

Smoothie alla Banana e Spinaci

 5 min

 1

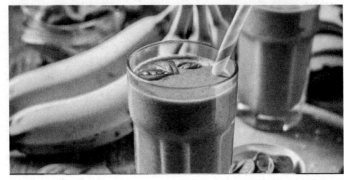

INGREDIENTI

- 1 banana
- 50 g di spinaci freschi
- 150 ml di latte di mandorle senza zuc-chero

INDICAZIONI

- Sbuccia la banana e tagliala a pezzi.
- Metti la banana e gli spinaci freschi nel frul-latore.
- Aggiungi il latte di mandorle senza zucchero nel frullatore.
- Frulla tutti gli ingredienti fino a ottenere una consistenza liscia e omogenea.
- Se lo smoothie risulta troppo denso, puoi aggiungere un po' di acqua o più latte di mandorle per raggiungere la consistenza desiderata.
- Versa lo smoothie alla banana e spinaci in un bicchiere e servilo subito.

NUTRIZIONE

Calorie: 150 kcal
Carboidrati: 30 g
Proteine: 2 g
Grassi: 3 g

Se trovi questa ricetta irresistibile, taggami su Instagram o Tiktok @ADSTHENICS e condividi le tue creazioni deliziose!

Muffin al Cioccolato e Avena

 30 min

 1

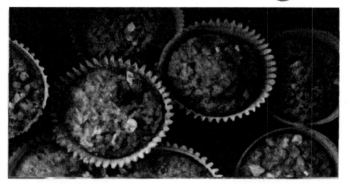

INGREDIENTI

- 30 g di farina di avena
- 1 cucchiaio di cacao in polvere
- 1 uovo
- 30 ml di latte scremato
- 1/2 cucchiaino di lievito per dolci

NUTRIZIONE

Calorie: 90 kcal
Carboidrati: 12 g
Proteine: 4 g
Grassi: 2 g
Zuccheri: 2 g

INDICAZIONI

- Preriscalda il forno a 180°C e prepara una teglia per muffin rivestita con pirottini di carta.
- In una ciotola, mescola la farina di avena, il cacao in polvere e il lievito per dolci.
- Aggiungi l'uovo e il latte scremato nella ciotola con gli ingredienti secchi. Mescola bene tutti gli ingredienti fino a ottenere un impasto omogeneo.
- Distribuisci l'impasto nei pirottini per muffin, riempiendoli per circa 3/4 della loro altezza.
- Inforna i muffin al cioccolato e avena nel forno preriscaldato per 15-20 minuti o finché sono gonfi e asciutti al tatto.
- Lascia raffreddare i muffin nella teglia per qualche minuto, poi trasferiscili su una griglia per raffreddare completamente.
- I muffin al cioccolato e avena sono pronti per essere gustati! Puoi servirli come spuntino dolce ma leggero o come colazione salutare.

Frutta Fresca con Crema di Mandorle

 5 min   1

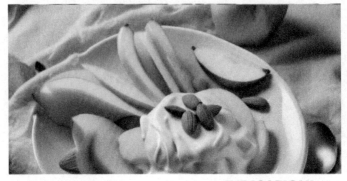

INGREDIENTI

- 1 mela o 1 pera a fette
- 1 cucchiaio di crema di mandorle

INDICAZIONI

- Scegli tra una mela o una pera e tagliala a fette sottili o a spicchi.
- Disponi le fette di mela o pera su un piatto o un vassoio per servire.
- Versa un cucchiaio di crema di mandorle sopra la frutta fresca.
- La frutta fresca con crema di mandorle è pronta per essere gustata! Puoi servirla come spuntino dolce e nutriente o come dessert leggero.

NUTRIZIONE

Calorie: 50 kcal
Carboidrati: 25 g
Proteine: 3 g
Grassi: 6 g

Porridge alla Frutta Secca Fit

 10 min   2

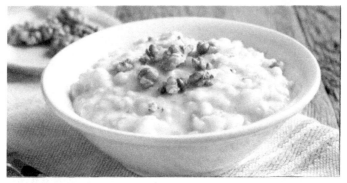

INGREDIENTI

- 1 tazza di fiocchi d'avena
- 500 ml di latte vegetale (ad esempio, latte di mandorla o latte di cocco)
- 25 g di frutta secca mista (es. noci, mandorle), tritate
- 1 cucchiaio di miele o sciroppo d'acero
- 1 mela matura, tagliata a dadini

NUTRIZIONE

Calorie: 300 kcal
Grassi: 10 g
Carboidrati: 45 g
Proteine: 10 g

INDICAZIONI

- In una pentola, metti i fiocchi d'avena e la frutta secca tritata. Aggiungi il latte vegetale e mescola bene.
- Accendi il fornello a fuoco medio e porta il composto a ebollizione, quindi riduci la fiamma.
- Continua a mescolare il porridge finché non raggiunge la consistenza desiderata, di solito ci vorranno circa 3-5 minuti. Se vuoi una consistenza più liquida, aggiungi un po' più di latte.
- Togli la pentola dal fuoco e aggiungi il miele o lo sciroppo d'acero e i dadini di mela. Mescola bene.
- Versa il porridge alla frutta secca in ciotole individuali.
- Servi il porridge alla frutta secca fit ancora caldo.

Avocado Toast con Uovo

 10 min

 1

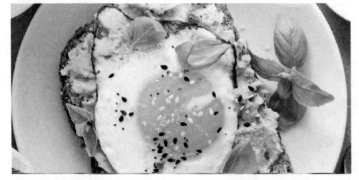

INGREDIENTI

- 1 fetta di pane integrale
- 1/2 avocado maturo
- 1 uovo
- Succo di limone
- Sale e pepe q.b.
- Scaglie di peperoncino (opzionale)
- Prezzemolo fresco tritato (opzionale)

NUTRIZIONE

Calorie: 280 kcal
Carboidrati: 20g
Proteine: 10g
Grassi: 18g

INDICAZIONI

- Tostate leggermente la fetta di pane integrale.
- Sbucciate e schiacciate metà avocado in una ciotola.
- Aggiungete un po' di succo di limone all'avocado schiacciato e condite con sale e pepe a piacere. Aggiungete scaglie di peperoncino, semi di sesamo o prezzemolo tritato se desiderato.
- Mescolate bene gli ingredienti per creare una crema di avocado.
- In una piccola padella antiaderente, rompete delicatamente l'uovo e cuocetelo a fuoco medio fino a quando il bianco è completamente rappreso ma il tuorlo è ancora morbido.
- Posizionate l'uovo sodo sulla crema di avocado spalmata sulla fetta di pane tostato.
- Condite l'uovo con un po' di sale, pepe e aggiungete peperoncino, prezzemolo tritato o altre erbe aromatiche secche a piacere.

Smoothie al Mango e Zenzero

 5 min

 1

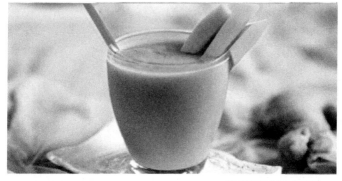

INGREDIENTI

- 1 mango maturo
- 1/2 cucchiaino di zenzero fresco grattugiato
- 150 ml di acqua

INDICAZIONI

- Sbuccia il mango e taglialo a pezzi, rimuovendo il nocciolo.
- Metti i pezzi di mango nel frullatore.
- Grattugia mezzo cucchiaino di zenzero fresco sopra il mango nel frullatore.
- Aggiungi 150 ml di acqua nel frullatore.
- Frulla tutti gli ingredienti fino a ottenere un composto liscio e omogeneo.
- Versa lo smoothie al mango e zenzero in un bicchiere e servilo subito.

NUTRIZIONE

Calorie: 100 kcal
Carboidrati: 25 g
Proteine: 1 g
Grassi: 0 g

Popcorn al Rosmarino

 10 min

 1

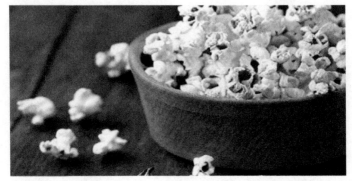

INGREDIENTI

- 30 g di popcorn non salati
- 1 cucchiaio di olio d'oliva
- Rosmarino fresco tritato

NUTRIZIONE

Calorie: 150 kcal
Carboidrati: 18 g
Proteine: 2 g
Grassi: 8 g

INDICAZIONI

- Preriscalda una pentola grande a fuoco medio-alto.
- Aggiungi il cucchiaio di olio d'oliva nella pentola e lascialo scaldare per un minuto.
- Aggiungi i popcorn non salati nella pentola e coprili con un coperchio.
- Continua a scuotere la pentola mentre i popcorn scoppiettano, per evitare che si brucino.
- Quando i popcorn sono pronti, trasferiscili in una ciotola.
- Spolvera il rosmarino fresco tritato sopra i popcorn e mescola bene in modo che il rosmarino si distribuisca uniformemente.
- I popcorn al rosmarino sono pronti per essere gustati! Puoi servirli come spuntino sano e saporito per un momento di relax.

Se trovi questa ricetta irresistibile, taggami su Instagram o Tiktok @ADSTHENICS e condividi le tue creazioni deliziose!

Crackers di Farina di Avena

 25 min   1

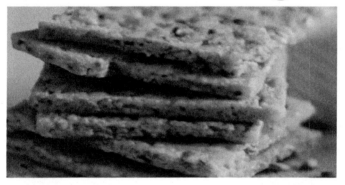

INGREDIENTI

- 30 g di farina di avena
- 1 uovo
- Sale e pepe q.b.
- Spezie a piacere (paprika, cumino, origano, ecc.)

NUTRIZIONE

Calorie: 100 kcal
Carboidrati: 10 g
Proteine: 5 g
Grassi: 4 g

INDICAZIONI

- Preriscalda il forno a 180°C e rivesti una teglia con carta da forno.
- In una ciotola, mescola la farina di avena con sale, pepe e le spezie a tuo piacere. Puoi aggiungere paprika, cumino, origano o qualsiasi altra spezia che preferisci per personalizzare il sapore dei crackers.
- Aggiungi l'uovo nella ciotola con gli ingredienti secchi e mescola bene fino a ottenere un impasto omogeneo.
- Trasferisci l'impasto sulla teglia rivestita con carta da forno e stendilo con un mattarello fino a ottenere uno strato sottile e uniforme.
- Con un coltello, taglia l'impasto a forma di rettangoli o quadrati per creare i crackers.
- Cuoci i crackers di farina di avena nel forno preriscaldato per 15-20 minuti o finché sono dorati e croccanti.
- Lascia raffreddare i crackers sulla teglia per qualche minuto, poi trasferiscili su una griglia per raffreddare completamente.
- I crackers di farina di avena sono pronti per essere gustati! Puoi servirli come spuntino salutare o accompagnamento a una salsa o una crema di tua scelta.

Se trovi questa ricetta irresistibile, taggami su Instagram o Tiktok @ADSTHENICS e condividi le tue creazioni deliziose!

Spiedini di Frutta Fresca

 10 min   1

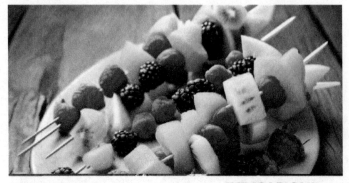

INGREDIENTI

- Frutti di bosco
- kiwi
- albicocca
- banana
- Spiedini in legno

INDICAZIONI

- Sbucciate la frutta con la buccia e ta-
  gliatelo a fette o a pezzi di dimensioni
  simili.
- Prepara gli spiedini in legno inserendo
  alternativamente le fette di frutta.
- Continua a inserire la frutta sugli spiedini fino a esaurire gli ingredienti.
- Gli spiedini di frutta fresca sono pronti per essere gustati! Puoi servirli come
  spuntino leggero e colorato o come dessert sano e rinfrescante.

NUTRIZIONE

Calorie: 150 kcal
Carboidrati: 36 g
Proteine: 2 g
Grassi: 0 g

Se trovi questa ricetta irresistibile, taggami su Instagram o Tiktok @ADSTHENICS e condividi le tue
creazioni deliziose!

Gelato Proteico alla Vaniglia

 5 min - Tempo di congelamento: 3-4 ore   1

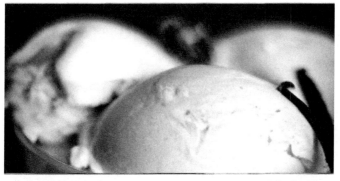

INGREDIENTI

- 150 g di yogurt greco magro
- 1/2 cucchiaino di estratto di vaniglia
- 1 cucchiaio di sciroppo d'acero (facoltativo)

NUTRIZIONE

Calorie: 120 kcal
Carboidrati: 12 g
Proteine: 10 g
Grassi: 3 g
Zuccheri: 9 g (con sciroppo d'acero)

INDICAZIONI

- In una ciotola, mescola lo yogurt greco magro con l'estratto di vaniglia. Puoi aggiungere il cucchiaio di sciroppo d'acero se desideri rendere il gelato più dolce.
- Versa il composto di yogurt greco e vaniglia in un contenitore di plastica o metallo, copri con un coperchio o un foglio di pellicola trasparente.
- Metti il contenitore nel freezer e congela il gelato proteico per almeno 3-4 ore, o fino a quando si sarà solidificato.
- Ogni ora circa, mescola il gelato con un cucchiaio per evitare la formazione di cristalli di ghiaccio e ottenere una consistenza più cremosa.
- Una volta che il gelato proteico alla vaniglia ha raggiunto la consistenza desiderata, puoi trasferirlo in coppette o coni da gelato e gustarlo subito.

Se trovi questa ricetta irresistibile, taggami su Instagram o Tiktok @ADSTHENICS e condividi le tue creazioni deliziose!

Crema di Avocado e Cacao

 5 min 1

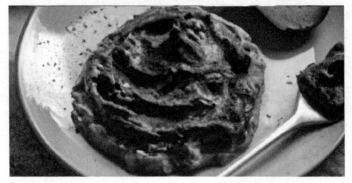

INGREDIENTI

- 1 avocado maturo
- 1 cucchiaio di cacao in polvere
- 1 cucchiaio di miele o sciroppo d'acero (facoltativo)

INDICAZIONI

- Sbuccia l'avocado e togli il nocciolo. Metti la polpa dell'avocado in una ciotola.
- Aggiungi il cacao in polvere nella ciotola con l'avocado.
- Se desideri una crema più dolce, puoi aggiungere un cucchiaio di miele o sciroppo d'acero nella ciotola e mescolare bene tutti gli ingredienti.
- Con l'aiuto di una forchetta o un frullatore ad immersione, frulla gli ingredienti fino a ottenere una crema liscia e omogenea.
- La crema di avocado e cacao è pronta per essere gustata! Puoi servirla come spalmabile su pane integrale o torte di riso, oppure utilizzarla come guarnizione per frutta fresca o yogurt.

Questa crema di avocado e cacao è una scelta sana e golosa, ricca di grassi sani e nutrienti. L'avocado è una fonte di grassi monoinsaturi, fibre e vitamine, mentre il cacao in polvere aggiunge il sapore cioccolatoso senza aggiungere troppi zuccheri.

NUTRIZIONE

Calorie: 200 kcal
Carboidrati: 15 g
Proteine: 3 g
Grassi: 15 g
Zuccheri: 5 g (con miele o sciroppo d'acero)

Se trovi questa ricetta irresistibile, taggami su Instagram o Tiktok @ADSTHENICS e condividi le tue creazioni deliziose!

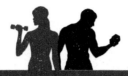

CONCLUSIONE

Grazie per aver letto questo libro sulla nutrizione sportiva. Che tu sia un corridore occasionale, un aspirante nuotatore o una persona che vuole migliorare la propria forma fisica, una cosa è certa: per tagliare il traguardo e raggiungere il tuo obiettivo atletico, avrai bisogno di una fonte affidabile di energia per alimentare e potenziare i tuoi allenamenti.

Un'alimentazione correttamente bilanciata è tanto importante quanto un'adeguata quantità di esercizio per le prestazioni di ogni atleta. Nonostante ciò, molti atleti scelgono di ignorare i benefici che un pasto equilibrato può portare alla loro resistenza e alle loro prestazioni e invece esagerano con opzioni poco salutari. Ciò è dovuto principalmente all'idea sbagliata che una dieta sana sia per definizione noiosa e insapore. In realtà, è vero l'esatto contrario.

Se sei un atleta che cerca di raggiungere le massime prestazioni, sei nel posto giusto. Questo libro estremamente utile ti guiderà attraverso il tuo viaggio attivo per diventare un atleta migliore, più veloce e più forte. È la guida nutrizionale definitiva di cui ogni atleta può beneficiare. Rimuovi tutti gli allettanti cibi spazzatura e altri ingredienti malsani dalla tua cucina e rifornisci il tuo frigorifero e scaffali con i supercibi più nutrienti per le prestazioni atletiche.

Solo aderendo alle semplici linee guida per un'alimentazione sportiva equilibrata sarai in grado di raggiungere le massime prestazioni e crescere come atleta.

Buona fortuna.

Per scegliere i tuoi BONUS scannerizza il codice QR riportato qui sotto!

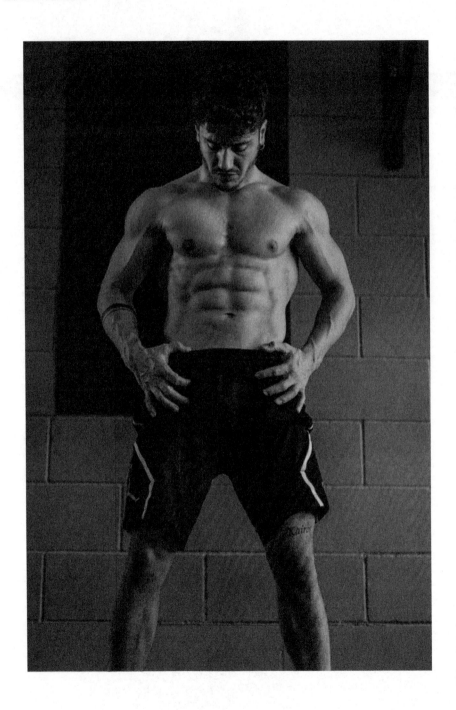

Printed in Great Britain
by Amazon

32400732R00069